# Comprendre l'autisme pour en sortir

*Comment j'ai surmonté la maladie*

**5-7, rue de l'Ecole-Polytechnique, 75005 Paris**

www.editions-harmattan.fr

ISBN : 978-2-343-14121-3
EAN : 9782343141213

Martine MAUGENEST-CUVIER

# Comprendre l'autisme pour en sortir

*Comment j'ai surmonté la maladie*

L'Harmattan

## Du même auteur

*Vérités sur l'autisme*, L'Harmattan, 2016.

*À Nadia, qui m'a encouragée à poursuivre
et affiner un travail entrepris quelques années plus tôt.*

*À Charlotte, dont les compétences techniques me furent
aussi précieuses qu'indispensables.*

*Ce livre est le fruit d'un travail long, difficile sur moi-même, et de recherche.*

*Il fait suite et complète* Vérités sur l'autisme, *édité en 2016. Pour les lecteurs qui n'ont pas la connaissance de ce premier essai, je suis dans l'obligation de reprendre beaucoup d'éléments de cet ouvrage pour une bonne compréhension des pages qui vont suivre.*

# Préface

Pendant de nombreuses années, j'ai été dans l'incapacité d'établir une relation avec autrui. Aucun échange n'était possible, des troubles visuels, auditifs, une impression de paralysie contribuaient à m'isoler. Le plus souvent apathique, je ne pouvais me servir de mon intelligence qu'à une seule condition : qu'elle ne soit pas mise au service de la relation. Tous mes efforts pour sortir de cette situation semblaient vains, une analyse interminable m'a permis de comprendre que j'étais restée « ancrée » sur mes premiers mois de vie.

Très en colère contre ces psychiatres qui m'avaient fait perdre beaucoup de temps, mais aussi consciente de la grande difficulté à laquelle ils avaient été confrontés, j'avais acquis la certitude que je ne pouvais rien attendre de la psychiatrie de ce début du XXI$^{ème}$ siècle.

Que faire ? J'étais seule, abandonnée, je devais me battre, c'était la seule solution. A partir de ce moment-là, je me suis penchée sur les nombreux témoignages d'autistes, chacun décrivant avec beaucoup de minutie son enfer quotidien, ses méthodes pour essayer d'y échapper, mais tous ces récits avaient un point commun : la nécessité absolue de se tenir à distance de l'Autre par tous les moyens possibles. Il leur fallait dresser une « barrière virtuelle » entre eux et l'entourage. Ils s'isolaient tout en restant à l'écoute de ce qui se passait autour d'eux.

Pourquoi un tel comportement ? Mes recherches m'ont conduite vers les travaux de Piaget, Wallon et Malrieu sur la psychologie de l'enfant. J'ai également relu Freud, Anna Freud, Mélanie Klein, Jones, Abraham, Winnicott et Lacan qui considèrent que l'agressivité joue un rôle primordial dans le comportement du jeune enfant.

Ainsi, les propos tenus par la petite patiente de Bettelheim, qui jouait avec les mots et scandait inlassablement « *weather* » qui correspondait en fait à « *we ate her* » (nous la mangions), deviennent très clairs : elle avait peur de détruire sa mère en prenant le sein maternel, et même peut-être plus, comme je vais le démontrer. Elle se tenait donc à distance pour éviter tout contact aussi dangereux pour sa mère que pour elle-même. On peut se demander pourquoi Bettelheim n'a pas cherché à comprendre ce que disait cette fillette. Relire Mélanie Klein aurait peut-être pu lui ouvrir les yeux.

## Pourquoi ce livre ?

Après avoir écrit *Vérités sur l'autisme*, sorti en librairie en 2016, je me suis aperçu que certaines questions avaient été insuffisamment approfondies ou étaient restées dans l'ombre. J'ai longuement hésité avant de me décider à reprendre les investigations que j'avais interrompues quelques années plus tôt.

A nouveau, un travail sur moi-même et de recherche s'est progressivement imposé à moi. Certains comportements de mon enfance restaient inexpliqués et pourtant avaient un sens, il me fallait découvrir ce qu'ils cachaient. Pour cela, j'ai acquis la certitude que les recherches que j'avais faites sur les travaux des illustres psychiatres du début du XXème siècle étaient trop sommaires. Freud, Anna Freud, Mélanie Klein, Jones, Abraham, Winnicott et Lacan ont permis à la psychiatrie de réaliser d'immenses progrès. Si Piaget, Wallon et Malrieu se sont intéressés à la psychologie de l'enfant en général, les psychiatres suscités ont privilégié d'approfondir la psychopathologie du jeune enfant. *Vérités sur l'autisme* constitue donc une approche de l'autisme, mais **l'agressivité refoulée** qui est à l'origine de la maladie n'a pas été suffisamment développée, c'est **le cœur du problème.** Je vais tâcher de le démontrer tout au long de cet essai.

Si l'on ne veut pas tenir compte de cet élément primordial que constitue **l'agressivité refoulée**, on ne peut pas comprendre ce qui arrive à un très jeune enfant qui bascule dans la maladie. Les psychiatres du début du XXème siècle ont travaillé sur cette agressivité du jeune enfant, et l'on peut se demander pourquoi aujourd'hui leurs successeurs semblent ignorer ou refusent de reconnaître le travail accompli par leurs aînés. Que penser des psychiatres qui osent imposer encore de nos jours la camisole chimique à leurs jeunes patients sans autre alternative ?

A travers les récits, les témoignages d'autistes décrivant avec précision leur douloureux vécu, j'ai retrouvé ce qu'étaient mes craintes, mes peurs paniques, mes blocages si mal compris par mon entourage. Après une analyse interminable où l'on a fini par me dire qu'un être humain ou une table, c'était la même la chose pour moi et qu'une personne n'était jamais totalement bonne ou totalement mauvaise, mais que les deux éléments existaient conjointement, je n'ai plus eu d'autre choix que de me prendre en charge. Je comprends que cet analyste fût totalement démuni, incapable d'agir par méconnaissance et c'est toujours le cas aujourd'hui.

L'autiste vit dans une tourmente sans fin, il ne connaît jamais le repos.

Tout au long de ce livre, je vais m'efforcer de prouver que les patients obéissent à des contraintes psychologiques inconscientes acquises dans la petite enfance.

Un travail, un combat de tous les instants m'a permis de sortir de cet enfer. J'ai enfin pu progresser, m'insérer dans la société et me construire un avenir en maîtrisant ce passé.

Dans cet essai, je reprends volontairement de nombreux exemples et citations provenant des ouvrages notamment d'Henri Rey-Flaud (*Les enfants de l'indicible peur*, Paris : Aubier, 2010) et d'Uta Frith (*L'énigme de l'autisme*, Paris : Odile Jacob, 2010), auxquels j'apporte des interprétations extrêmement dissemblables. Pour progresser dans la connaissance de l'autisme, il est intéressant de tenir compte de points de vue différents et d'apprécier les sources qui conduisent à de telles interprétations.

# Introduction

Ce trouble déroutant que constitue l'autisme a toujours existé, mais il a fallu attendre 1943, avec Léo Kanner et 1944, avec Hans Asperger, pour qu'il soit nommé et que l'on commence à le décrire. La difficulté à progresser de la psychiatrie dans la connaissance de cette pathologie a laissé la place aux neuropsychologues et généticiens, qui semblent beaucoup peiner à identifier des gènes responsables de ce mal-être. S'il s'agissait d'un problème génétique, il n'y aurait que quelques personnes atteintes, mais certainement pas un si grand nombre. Pour ce qui est d'un problème neurologique, certes l'on voit des zones qui ne sont pas activées dans le cerveau, mais elles reproduisent des aires que l'autiste n'active pas volontairement. Ainsi un enfant mutique aura la zone qui correspond au langage qui ne sera pas activée car c'est la **volonté** de l'autiste de ne pas l'activer, parce que parler c'est aller vers l'Autre et il ne le veut pas. C'est le cortex qui impose sa loi.

Afin de comprendre ce qui va suivre, il est indispensable d'avoir présents à l'esprit les travaux des psychologues et psychiatres du début du XXème siècle. Je vais m'efforcer d'être simple, claire, précise et aussi succincte que possible pour faciliter la compréhension.

**Piaget**, chercheur et psychologue, a élaboré différents stades de développement de l'enfant, ceux que nous retiendrons seront ceux de l'intelligence sensori-motrice qui va de 0 à 3 ans. L'enfant appréhende le monde à travers ses organes des sens, et l'on assiste à une longue évolution sensori-motrice, mais l'accent est surtout mis sur le côté intellectuel.

**Wallon**, dans cette même période, note que cette intelligence sensori-motrice est pénétrée de facteurs sociaux. L'entourage social joue un grand rôle et les gestes du nourrisson sont encouragés et aidés par le milieu dans lequel il vit. La sociabilité va se mettre en place progressivement et compléter la période de l'intelligence sensori-motrice de Piaget.

Enfin, **Malrieu**, toujours dans la même période, insiste sur le fait que l'intelligence sensori-motrice ne peut pas être séparée de l'affectif, la richesse de l'affectivité dépend en partie de l'intelligence.

**Il est donc important de retenir que la sociabilité et l'affectif sont liés à l'évolution sensori-motrice, et que s'il y a un problème à cette étape, la sociabilité n'arrivera pas à s'installer et l'affectif encore moins. C'est le cas dans l'autisme.**

Toujours dans ce début du XXème siècle, **Freud** démontre que les affects et les pulsions jouent un rôle prédominant. Il différencie l'appareil psychique en « Ça », « Moi » et « Surmoi ».

Le **« Ça »** représente les instincts primitifs, les **pulsions**, il précise l'existence d'**éléments refoulés** d'ordre sexuel et **agressif et ce sont ces derniers qui jouent un rôle primordial dans l'autisme** comme nous le verrons.

Le **« Moi »** représente le système conscience-perception, il contrôle les mouvements volontaires et est le centre de départ des réactions de défense contre le « Ça », donc contre les exigences pulsionnelles. **Il vise à réguler les agissements du « Ça ».** Dès la naissance, le « Ça » (les pulsions) se montre tout-puissant en face d'un « Moi » presque inexistant et qui ne peut jouer son rôle de régulateur.

C'est dans la première moitié du XXème siècle que Freud, Anna Freud, Mélanie Klein, Jones, Abraham, Winnicott et Lacan ont mis en évidence **l'importance de l'agressivité chez le tout jeune enfant**, parlant pour certains d'agressivité innée. C'est dans la même période que se situent les travaux de Piaget, Wallon et Malrieu sur l'intelligence sensori-motrice, la sociabilité et l'affectif.

Pour une meilleure compréhension, je vais reprendre très brièvement quelques travaux des grands maîtres de la psychiatrie sur l'agressivité.

**Freud**, en 1932, reconnaît l'existence de **pulsions agressives, il parle d'agressivité naturelle et fondamentale de l'homme.** Il considère que le petit enfant, le nouveau-né est un polymorphe meurtrier et pervers, c'est difficilement acceptable et c'est pourtant la réalité.

**Abraham**, en 1922, met en évidence, dans *L'Araignée*, **les fantasmes violents qui existent entre la mère l'enfant.** En 1924, *L'histoire du développement de la libido* montre comment le besoin de mâcher ou de mordre et sa satisfaction peuvent devenir un désir cannibalique dont la réalisation inconsciente est source de plaisir.

**Mélanie Klein** pense que **les pulsions agressives existent dès la naissance** et qu'elles sont source d'angoisse. Elle bâtit sa théorie sur un **sadisme originel**, le bébé attaque le corps de sa mère. Il va prendre conscience de ses fantasmes destructeurs en redoutant que l'objet (la mère) ne se venge sur lui, il va ainsi développer une tendance réparatrice (culpabilité), la mère devenant bonne et mauvaise à la fois.

De 0 à 6 mois, l'angoisse est permanente, les pulsions agressives sont envahissantes et **l'enfant a du mal à accepter qu'un objet puisse être bon et mauvais à la fois.** Si les satisfactions sont plus nombreuses que les frustrations, qui sont vécues comme des persécutions, l'enfant va accepter la présence du bon et du mauvais dans le même sujet. NB : cette étape est capitale comme nous le verrons par la suite.

**Jones**, en 1935, travaille sur les **pulsions agressives.** Il précise que l'agressivité appartient aux éléments les plus profonds de la nature humaine et durant les premiers mois de son existence, **l'enfant répond à la vie beaucoup plus facilement par la haine que par l'amour.**

**Anna Freud**, en 1953, constate que **les sources d'angoisse du nourrisson viennent des pulsions agressives.** L'enfant ne supporte pas qu'un objet puisse être bon et mauvais à la fois, ainsi il le décompose en deux parties, craignant que le côté mauvais ne se retourne contre lui. Anna Freud pense qu'il faut que les satisfactions soient importantes pour que l'enfant renonce aux frustrations. La peur de perdre la mère entraîne haine et agressivité vis-à-vis d'elle, l'enfant va devoir gérer cette dernière pour pouvoir progresser sinon il risque de s'enfermer dans la culpabilité qui peut conduire soit à la dépression soit à l'autisme.

**Winnicott** considère que **l'agressivité est une tendance innée** qui coexiste avec l'amour à l'origine de la vie. Pour lui, l'agressivité peut se manifester directement ou s'inverser.

**Lacan**, lui aussi considère qu'il y a une **pulsion agressive en chacun de nous**, elle est intrinsèque à notre constitution. Au début de sa vie le nourrisson se perçoit comme étant morcelé (tel un puzzle), dû à son immaturité. Quand il est un (unicité), c'est là que sa dangerosité pour l'Autre est maximale d'où sa tendance à revenir à l'étape antérieure (morcellement non dangereux pour l'Autre).

Il précise que **plus l'enfant est petit, moins on lui prête d'intentions agressives et pourtant elles sont bien là.**

Donc, tous ces grands maîtres de la psychiatrie ont insisté sur **l'importance de l'agressivité du jeune enfant** qui s'installe pendant la période que Piaget qualifie d'intelligence sensori-motrice, laquelle est liée à la sociabilité et à l'affectivité, comme je l'ai déjà précisé.

Dès sa naissance, l'enfant appréhende le monde à travers ses organes des sens. Voir, entendre, toucher, sentir, goûter contribuent à établir un lien avec la mère. L'agressivité du nourrisson et orientée vers la mère, c'est vouloir la dévorer en prenant le sein, mais en même temps, c'est craindre d'être détruit par elle selon Mélanie Klein. L'enfant se met donc à distance pour se protéger en utilisant ses organes des sens non plus pour aller vers elle, mais pour se mettre à distance.

Dans cette période, l'enfant se sent tout-puissant face à sa mère, le besoin d'aller vers elle, lié à des éléments agressifs, peut avoir des effets dévastateurs. Le premier contact qu'il établit, c'est avec sa mère. Il va très vite être confronté au problème suivant : prendre le sein sans détruire ou risquer de détruire et d'être lui-même détruit en retour.

La plupart des enfants résolvent cette difficulté et choisissent la voie du plaisir. Certains vont établir une distance avec leur mère et par la suite avec les Autres. Toute leur vie sera marquée par des difficultés relationnelles, tel fut mon cas. Pour ceux qui ne parviennent pas à trouver un compromis entre amour de la mère, recherche du plaisir et pulsions destructrices, la vie va devenir un enfer. Se rapprocher de la mère, c'est se faire plaisir, mais en même temps, c'est vouloir la détruire et avoir peur d'être détruit en retour. Quel problème ! Quelle tension intense en découle pour un si jeune enfant !! **C'est donc bien l'agressivité inconsciente de l'enfant à l'égard de sa mère et la peur de la vengeance de cette dernière en retour qui entraîne la mise à distance.** Ce comportement est permanent chez l'autiste, il n'y échappe ni le jour ni la nuit.

En se mettant à distance, il exprime sa peur panique de l'Autre, son agressivité inconsciente étant à l'origine de sa construction. Un tel comportement ne peut être compris que si l'on tient compte de cette agressivité inconsciente qui s'exprime.

# Une vie infernale

*Ce chapitre constitue un survol volontairement abrégé de mon histoire personnelle.*

***

Une naissance banale, la troisième d'une fratrie de trois, un poids dans la norme et pourtant très vite des troubles digestifs sont apparus, associés à des vomissements. Ma mère me donnait jusqu'à huit biberons par jour, les rejets alimentaires s'enchaînaient, je n'allais pas bien.

Ma mère, malade, fatiguée, m'a confiée à une nounou qui s'occupait aussi de mon frère et de ma sœur, elle vivait sous le toit familial. Mon état ne s'améliorait guère.

La maladie de ma mère (une tuberculose pulmonaire) entraîna une dégradation de sa santé et aucun contact possible avec moi.

Vers l'âge de trois ans, je l'ai aperçue dans le vaste jardin de la propriété que nous habitions, elle me vit également. Nous étions à environ trois mètres l'une de l'autre et tout s'est figé. Elle m'a regardée sans parler et j'ai fait de même, puis elle s'est éloignée. Par la suite, j'ai évité de la rencontrer, je me cachais, mais cette scène a certainement été très traumatisante et me renvoie au passé. Qu'avais-je donc fait ? Je devais penser sans doute que j'étais coupable puisque ma mère me mettait à distance, mais pourquoi ?

A nouveau, je ne voulais plus manger, j'étais repliée sur moi-même, triste sans en comprendre les raisons. Souvent, je m'asseyais sur une marche dans le jardin en proie à des troubles visuels (vision colorée), auditifs, l'esprit ailleurs. Je ne me plaignais pas, je ne pouvais aller vers personne, seule ma chienne, une superbe chow-chow me tirait de cette rêverie. Je courais vers elle, la prenais dans mes bras et goûtais ainsi un peu de bonheur.

Mon frère, de trois ans mon aîné, arrivait à me stimuler et m'empêchait ainsi de m'enfoncer. Avec lui, je pouvais jouer alors que seule, je m'enfermais dans la tristesse, rongeant mes ongles.

Vers l'âge de quatre ans, ma mère était de plus en plus fatiguée, elle ne se levait plus. Un jour, on m'a emmenée dans une vaste pièce où elle était allongée sur un lit. Mon frère et ma sœur étaient près d'elle. Je me suis installée dans un coin sans bouger, personne ne m'a fait signe de me rapprocher. Cette scène a sans aucun doute renforcé ma culpabilité, j'ai dû penser que j'étais particulièrement méchante pour être traitée ainsi. A nouveau, j'avais l'impression d'être dans le vide, mes troubles digestifs ont redoublé, je vomissais (j'étais retombée sur ces premières semaines de vie – le stade oral).

Quelques mois plus tard, ma mère est décédée. Sur le moment, j'ai eu l'impression que j'allais être libérée de ces scènes insupportables. Très vite, j'ai totalement occulté ce passé, mais en fait, je l'ai profondément enfoui en moi. Je me sentais mal, le contact avec ma nounou était difficile, rien ne me faisait plaisir, seule ma chienne me sortait de cet état.

Mon père était distant avec moi, mais également avec mon frère et ma sœur, je me sentais très seule. Je voyais près de moi mon frère et ma sœur qui semblaient heureux.

Les débuts de ma scolarité vers quatre ans et demi furent chaotiques. J'avais peur de l'institutrice et je me plaignais d'avoir mal au ventre pour ne pas aller à l'école (cette peur de l'Autre, tous les autistes la connaissent, mais elle reste le plus souvent dans leur inconscient). Les apprentissages scolaires n'étaient pas satisfaisants, bien faire c'était être appréciée de mon institutrice, c'était ce que je souhaitais, mais en même temps, je me l'interdisais. Il m'arrivait de réussir un travail et aussitôt, je l'annihilais par un échec ou un comportement inadéquat. Je désirais faire comme mes aînés, mais un blocage rendait cela impossible.

La situation a fini par évoluer et j'ai pu enfin progresser. A l'époque, je ne pouvais pas comprendre ce qui avait permis de lever cet obstacle, mais aujourd'hui, après avoir accompli un gros travail sur moi-même, tout est devenu limpide. J'avais réussi à créer une sorte de « bulle virtuelle » autour de moi, à me mettre « entre parenthèses », je n'étais plus dans la relation avec l'autre et tout devenait alors possible, mon travail n'était plus orienté vers l'institutrice, mon cerveau pouvait alors fonctionner normalement. Cet état d'isolement, je pouvais l'obtenir en adaptant mes organes des sens à la situation, ils concouraient à m'isoler et non pas à aller vers l'autre (c'est le mode de fonctionnement que pratiquent les autistes).

Les années collège furent bien compliquées. Je me sentais toujours très seule, avec le besoin de contacts, mais cela était impossible. Je retrouvais toujours cette contradiction : vouloir et s'interdire de vouloir en même temps. Ainsi, pendant quatre ans, j'ai vécu une « pseudo-relation » à trois avec deux autres filles de mon âge. J'ai passé mon temps à essayer de me rapprocher de l'une en éliminant l'autre, puis, quand je me sentais trop proche de la première, une rupture avait alors lieu et j'amorçais un mouvement vers la seconde. Le même mécanisme fonctionnait et finalement, à la fin de l'adolescence, je me suis retrouvée seule, incapable d'aller vers qui que ce soit, j'avais quinze ans. Ce fut le début de l'enfer.

Je ne pouvais travailler qu'en créant cette sorte de « bulle » autour de moi, ce qui m'a permis de passer le Bac. Mon frère et ma sœur se construisaient un avenir, pour moi c'était le vide, je n'avais plus ma chienne, mon mal-être s'accentuait.

J'ai entrepris des études supérieures comme mes aînés et j'ai fini par rencontrer une étudiante qui semblait, elle aussi, très isolée. Pendant deux ans, nous avons formé une sorte de tandem. En fait, je vivais plutôt dans son ombre. C'était une personne froide, désagréable, cela me permettait de maintenir mes distances jusqu'au jour où elle a décidé de préparer les examens de fin d'année avec une troisième étudiante. A partir de ce moment-là, j'ai compris que je ne devais plus rester dans son ombre, et pour ne pas retomber dans une extrême solitude, il fallait que je sois capable « d'exister » en face d'elle, mais c'était impossible pour moi. C'est alors que tout s'est effondré en quelques heures. Mes organes des sens se sont mis à dysfonctionner, ma vue s'est troublée, les sons me parvenaient modifiés, j'avais peur des contacts physiques, je ne mangeais plus, je vomissais. J'étais devenue apathique, restant assise sur une chaise pendant des heures. Je ne pouvais plus travailler, je ne comprenais plus le sens des phrases simples, les mots perdaient leur signification et en même temps, j'étais consciente de ce qui m'arrivait, sans savoir pourquoi. C'était l'enfer.

Aujourd'hui, tout me semble évident. La nécessité qui s'était imposée à moi d'être en face de l'autre, de ne plus fuir, m'avait renvoyée au passé (stade oral). En effet, organes des sens, motricité, intellect, tout était perturbé. Il s'agissait bien de l'intelligence sensori-motrice du stade oral étudiée et approfondie par Piaget[1].

---

[1] Paul Cesari, *Psychologie de l'enfant*, 1960, PUF, « Que sais-je ? » n°389, p. 13, 98 et 99

L'autiste doit impérativement maintenir sa distance, physique et par la pensée, avec l'autre, sinon tout s'écroule. Il est obligé de placer un « écran » entre lui et l'autre (par la suite je développerai un certain nombre de méthodes employées pour parvenir à ce résultat).

Comprenant que je ne pourrais pas remonter la pente seule, j'ai entrepris une analyse. Après une première analyse qui a duré plusieurs années, j'ai fait le bilan et je me suis aperçue que finalement rien n'avait évolué. J'ai changé d'analyste, convaincue qu'il fallait aller chercher la clé de mes problèmes dans ma petite enfance. J'espérais une évolution favorable, mais au bout de quelques années, ce deuxième analyste m'a mise dehors en me disant : « Une table ou un être humain, c'est la même chose pour vous, trouvez la bonne distance. »

Une troisième analyse m'a permis de me remettre « entre parenthèses » et de prendre conscience de mon comportement après un grand travail sur moi-même. J'ai enfin pu terminer les études que j'avais interrompues bien des années plus tôt en recréant cette sorte de « bulle virtuelle » qui contribuait à m'isoler. Un diplôme en poche, la situation était moins sombre, mais j'étais toujours aussi mal. J'aurais voulu aller vers les autres, mais c'était toujours impossible.

J'ai donc décidé de m'engager dans une quatrième analyse. Au bout de plusieurs années, j'ai senti que l'analyste se lassait et cherchait une porte de sortie. J'ai eu l'impression de ne pas être comprise et je suis partie. C'est pendant cette période que mes troubles digestifs sont réapparus sous la forme d'un reflux. Différents symptômes se sont succédé sur deux ans. Tout d'abord la voix voilée, suivie de brûlures œsophagiennes, puis de violentes douleurs à la base de l'œsophage, point de départ des vomissements du nourrisson, et finalement une douleur au niveau du dos, correspondant à la projection de la douleur au niveau de la base de l'œsophage. Aujourd'hui, seule cette douleur dorsale apparaît parfois, me rappelant que je suis bien ancrée sur le stade oral. Je sais alors ce qu'il se passe.

Mes organes des sens se sont mis à « cafouiller ». Lorsque je regardais quelqu'un, je ne le voyais pas, tout était flou et je baissais la tête. Si l'on me parlait, je n'entendais plus en direct, mais seulement l'écho de la voix. Mon odorat se bloquait à l'approche de quelqu'un, mon cerveau fonctionnait très mal, j'avais l'impression d'être « dans le brouillard ».

Ces douleurs musculaires qui m'accompagnaient semblaient se renforcer. C'est aussi pendant cette période qu'un TOC[2] s'est installé. Cela prenait la forme d'une contrainte à laquelle je devais obéir. Je ne pouvais jeter des objets, quels qu'ils soient, sans qu'une forte angoisse n'apparaisse. Il me fallait les conserver. S'ils se cassaient ou se détérioraient par inadvertance, l'angoisse s'installait. Un jour, en réfléchissant à ce comportement, j'ai spontanément mis des mots sur cette façon d'agir : « Prendre, garder, retenir, ne pas détruire. » C'était cela que je me répétais plusieurs fois par jour.

Il devenait évident que ce TOC, les troubles sensori-moteurs, le blocage intellectuel, tout cela était lié. Selon Piaget[3], il s'agissait bien de l'intelligence sensori-motrice de la petite enfance, et selon Freud[4], j'étais bien sur ce stade oral où le « Ça » (les pulsions) impose sa loi. L'enfant vit centré sur sa mère, il prend un très grand plaisir à sucer le sein, mais en même temps ce plaisir est associé à des éléments agressifs et destructeurs. Ce TOC me disait bien « ne pas détruire », mais il demeurait

---

[2] *Voir glossaire.*

[3] *Ibid*, p. 13, 98 et 99

[4] Jean-Claude Filloux, *L'inconscient,* 1961, PUF, « Que sais-je ? » n°285, p. 90

quelque chose d'inexpliqué. Si dans mon inconscient j'agressais en permanence, j'avais aussi une très grande peur de l'Autre et cela, je le vivais constamment sans que je n'en comprenne les raisons ni le sens. Bien sûr, l'enfant n'est pas conscient de ce qu'il se passe, pas plus que son entourage, il se vit comme coupable. Sa peur va s'exprimer en se mettant à distance de la mère **pour ne pas la détruire, mais en même temps pour éviter d'être détruit en retour par celle-ci.**

Par la suite, tout son comportement n'aura qu'un seul but : se retenir d'agresser pour éviter lui-même d'être agressé en retour d'où la nécessité de toujours garder ses distances par tous les moyens possibles, mais en même temps il cherchera toujours à aller vers elle, d'où ce mouvement de va-et-vient permanent qu'exprime sans cesse l'autiste.

Toutes ces réflexions représentent un énorme et long travail qui s'est étalé sur de nombreuses années. Réalisant que je ne pouvais compter sur l'aide de personne, j'ai décidé de me battre seule. J'ai pris l'habitude d'être à l'écoute de ce qui se passe dans ma tête et dans mon corps, observant mes attitudes en toutes circonstances. J'ai complété ma réflexion par la lecture de grands maîtres déjà cités plus haut.

Ayant compris le mécanisme qui fonctionnait, j'allais pouvoir réagir. Un « Moi » raisonnable, responsable, devait prendre le contrôle du « Ça ». Pour cela, il faut prendre conscience de ce retrait qui s'opère spontanément en face de l'Autre, lutter contre cette attitude, s'interroger (au bout d'un certain temps, ce comportement devient automatique), se dire que ce mouvement exprime la peur de l'Autre, mais qu'en même temps cette crainte n'est pas justifiée.

Que se passe-t-il donc ? C'est l'agressivité refoulée qui est à l'œuvre, c'est le couple agresseur-agressé qui fonctionne. L'enfant a peur de l'Autre (c'est le fruit de sa construction immature), mais son agressivité permanente inconsciente, il l'ignore. Il ne veut surtout pas la connaître ! Il est évident que si l'on n'a pas présent à l'esprit que tout se passe au stade oral, avec cette agressivité qui a mal été gérée, on ne peut pas comprendre le vécu d'un autiste. Ce qui est inconscient doit devenir conscient et c'est en se « frottant » aux obstacles que l'on progresse. L'agressivité va s'atténuer et conjointement la peur de l'Autre, les émotions vont enfin pouvoir s'exprimer. La culpabilité va elle aussi s'atténuer et un besoin de réparation va s'installer, ce qu'avait perçu Mélanie Klein.

# Autisme et organes des sens

On se sert de ses organes des sens pour entrer en relation avec l'Autre. On voit quelqu'un, puis on l'entend, on se rapproche de lui jusqu'à le toucher, on perçoit son odeur ; on mange en goûtant. Tout cela est intolérable pour l'autiste qui va fuir par tous les moyens possibles.

***

## Le regard

Le premier regard que rencontre le nouveau-né est celui de sa mère et le plus souvent, il y répond. Dans quelques cas, des anomalies génétiques, des accidents de la vie intra-utérine ou des lésions durant l'accouchement empêchent ou retardent ce premier contact.

Certains enfants vont soutenir le regard de leur mère puis la situation se dégrade très vite : leur regard se dérobe. Ce comportement, associé le plus souvent à de l'agitation, traduit une souffrance psychique. Le début de la relation qui semblait s'établir s'est brisé. L'enfant se met à distance, et en agissant ainsi, il brise le lien qui était en train de se créer à cause de son agressivité destructrice inconsciente. En effet, cette période de la vie correspond au stade oral, l'enfant appréhende le monde à travers les organes des sens, mais selon Freud, c'est aussi la période où le « Ça » est tout-puissant. La recherche du plaisir auprès de la mère est liée à des éléments agressifs (donc le risque de détruire la mère est présent dans l'inconscient de l'enfant et par conséquent celui d'être détruit par elle en retour également).

Chaque autiste a sa façon d'éviter le regard de l'autre. Il peut baisser la tête, regarder l'autre à travers ses mains, les doigts écartés, ou regarder en face avec un regard vide, les yeux « écarquillés », ce qui trouble la vue. Enfin, tout est bon pour ne pas voir l'autre. Quand la fuite est possible, l'autiste choisit cette issue.

## La voix, le langage, les sons.

Après le regard, la voix de la mère est une invitation à la relation. L'enfant peut reconnaître sa mère par le son de sa voix avant de la voir. Il identifie les bruits et c'est aussi pour lui la façon de savoir où elle se trouve, de suivre son approche, qui déclenche chez l'autiste une réaction de crainte. Par extension, les bruits deviennent source de perturbations, ils pénètrent dans les oreilles sans pouvoir être arrêtés, contrairement aux regards qui peuvent être contrôlés. Très vite, l'enfant autiste va établir deux catégories de bruits, de sons : ceux qui peuvent créer un pont entre lui et l'Autre, par exemple entre deux personnes discutant dans la rue, le téléphone qui sonne, un enfant qui pleure, seront mal supportés (parce que par projection, il est dans la relation) ; mais si l'autiste perçoit le chant des oiseaux, le bruit de l'eau qui tombe, le vent qui souffle dans les arbres, il n'a plus de raison d'être paniqué. La majorité des autistes entendent parfaitement bien, identifiant l'origine des sons qui leur parviennent.

Les enfants autistes parlent plus tard que les autres, voire beaucoup plus tard, certains restant mutiques. Pourquoi ? En effet, c'est pendant le stade oral que l'enfant va commencer à émettre des sons orientés et plus tard parler, mais c'est aussi pendant cette période, selon Freud, qu'il va prendre beaucoup de plaisir près de sa mère, cela associé à des éléments agressifs inconscients.

Celui qui n'arrive pas à trouver un équilibre entre les deux aspects va se mettre à distance. En effet, parler c'est aller vers la mère et vers l'Autre, c'est établir une relation, c'est risquer de la détruire, mais aussi d'être détruit par elle. Ne pas parler c'est éviter la confrontation inconsciente, c'est rester soi-même en vie sans subir la vengeance de l'Autre comme l'imagine l'autiste.

Ces enfants, adolescents, adultes qui ne parlent pas comprennent en fait tout ce qu'on leur dit. Ils « se parlent » dans leur tête. Ils sont dans un contrôle permanent, aucun mot ne doit sortir de leur bouche et parfois, échappant à ce contrôle, un mot, une phrase est prononcée puis ils se taisent. Ceci est très rassurant pour les parents. On sent bien que la parole est là, mais elle ne sort pas, puis, un jour, tout devient possible, l'autiste a trouvé la solution, il peut parler à condition de ne pas s'adresser à l'Autre, de ne pas être dans la relation, il crée une sorte de « bulle virtuelle » autour de lui, il est « entre parenthèses », donc il maintient son isolement en face de l'Autre. Certains vont parfaire ce retrait en modulant leur voix qui pourra être faible, monocorde, sans nuance, sans intonation, comme celle d'un automate. Certains mots vont être volontairement déformés, tout est bon pour lasser l'Autre et ainsi se faire mettre à l'écart. Ces mêmes personnes seront capables d'avoir une voix tout à fait normale si elles s'adressent à un animal ou se croient seules. Il est bien clair que l'autiste est bloqué face aux autres êtres humains, son comportement étant totalement différent face aux animaux (j'insisterai par la suite sur l'importance de cette observation).

## Le toucher

Pour l'autiste, le contact physique est insupportable, il ne va jamais vers l'Autre pour le toucher, il contrôle la situation. Mais à l'inverse, être touché par l'Autre n'est plus contrôlable. L'autiste est pris de panique. Ainsi, Donna Williams a écrit un livre intitulé *Si on me touche, je n'existe plus* [5]. Temple Grandin, elle, a écrit qu'être touchée « c'était comme se faire avaler par une baleine[6] ».

Ces deux témoignages expriment une idée précise : plutôt disparaître qu'être au contact de l'autre. Pour l'autiste, il y a toujours un double danger. Dans son inconscient il agresse l'Autre, mais il a aussi peur d'être détruit par l'Autre qui agit dans un geste de défense, pense-t-il. C'est bien sûr seulement dans son imagination que cela se déroule. **N'oublions pas qu'il se vit dans un climat de violence permanente**.

Pour Donna Williams, le contact signifie sa propre mort, le morcellement qu'elle évoque souvent, c'est sa possibilité de revivre. En effet, avant de se percevoir comme une personne (unicité), le bébé se vit comme étant morcelé. C'est donc à une étape antérieure qu'elle cherche à retourner, période où elle ne se sentait pas une menace pour l'Autre et donc pas menacée par l'Autre en retour.

Pour Temple Grandin, la bouche est une menace, c'est détruire et être détruit.

Quand le contact physique a lieu, l'autiste adopte souvent une attitude faite de raideur (les muscles sont tendus), il se retire de ce corps par la pensée, ce n'est plus le sien, ses bras et ses jambes sont des éléments sans vie. En effet, s'il s'agit de son propre corps, c'est un danger pour l'Autre, pense-t-il inconsciemment. Le morcellement de ce corps par la pensée ne représente plus un risque pour l'Autre.

---

[5] Donna Williams, *Si on me touche, je n'existe plus*, 1999, J'ai lu

[6] Temple Grandin, *Ma vie d'autiste*, 1994, Odile Jacob, p. 42

## Le goût

Les mères d'enfants autistes savent combien il est difficile de nourrir leur enfant. Avec les biberons, les rejets et vomissements se multiplient, plus tard, l'introduction d'une nourriture diversifiée avec des morceaux complique encore les choses. L'enfant refuse de mâcher, de mastiquer, d'avaler. Le temps de passage dans la bouche doit être le plus court possible. Goûter, se faire plaisir, est impossible pour l'autiste. Que se passe-t-il donc ?

L'enfant reste ancré sur ses premières semaines de vie durant lesquelles prendre le sein maternel, se faire plaisir, signifiait aussi prendre le risque de détruire la mère et donc d'être détruit, d'où ce refus de manger, de goûter. Tous finissent par trouver au bout de quelques années un moyen terme, avaler rapidement sans goûter. J'ai pratiqué cela pendant de très nombreuses années.

## L'odorat

Chacun sait combien l'odeur de la mère est importante pour son nourrisson. Le plus souvent, le bébé part en crèche avec un linge imprégné de cette odeur maternelle. L'enfant en a besoin, c'est un lien invisible entre lui et sa mère, et cela le rassure.

L'autiste est gêné, perturbé, par l'odeur de sa mère. C'est une proximité, une présence, il craint d'être touché, ce qui est pour lui insupportable. Ainsi, il bloque cette source venant de l'Autre en s'efforçant de ne pas percevoir d'odeur.

L'autiste utilise ses organes des sens selon les circonstances, le plus souvent, c'est pour se mettre à distance de l'Autre. Si ces derniers ne sont pas mis au service de la relation, ils fonctionnent normalement.

L’autiste n’a aucune gêne s’il s’agit de sentir le parfum d’une fleur, par exemple.

# Autisme et motricité

Le plus souvent, l'enfant autiste est mou, apathique, ne réagissant pas aux stimulations venant de sa mère. Il faut garder présents à l'esprit les travaux réalisés par Piaget, Wallon, Malrieu. De 0 à 3 ans, l'intelligence est sensori-motrice, ne pouvant être séparée de l'affectivité et de la sociabilité.

Toute activité constitue un pas vers l'Autre (pour le jeune enfant, c'est un pas vers la mère). Dans l'autisme, ce pas est suspendu, bloqué, l'enfant se tient toujours à distance par tous les moyens possibles, ce qui entraîne, au niveau musculaire, une sorte de blocage avec des contractures plus ou moins douloureuses, mais dont les malades ne parlent guère (pour eux, c'est secondaire, et puis, en parler c'est établir un contact et ils ne le souhaitent pas).

J'ai personnellement connu ces douleurs et cette inhibition brutale.

Il y a aussi des périodes de grande agitation, où l'enfant essaye d'échapper à ses peurs paniques. Il se jette par terre, ses bras et ses jambes vont dans tous les sens, il se tape la tête contre les murs et se blesse.

Comment comprendre ces gestes qui visent à se faire du mal ? C'est leur façon d'exprimer : « Je mérite d'être puni, mais comme personne ne le fait, alors je le fais moi-même. » De quoi se punissent-ils ? Ils se vivent comme étant coupables de leur agressivité destructrice inconsciente à l'égard de leur mère (c'est la culpabilité agie du stade oral). Si rien n'est entrepris pour faire évoluer une telle situation, toute sa vie la personne restera fixée sur cette difficulté non résolue de la petite enfance.

# Autisme et intelligence

Beaucoup d'enfants autistes semblent présenter un retard mental, quelques-uns, dits Asperger, sont capables de réaliser des performances intellectuelles. Quand on cherche à tester ces enfants, on constate qu'ils échouent à chaque fois que l'on fait appel à leur bon sens et à leurs capacités de communication, selon Uta Frith[7].

Pourquoi ? Pour un autiste, échanger, communiquer, se mettre à la place de l'autre en pensée est impossible, il ne peut établir de relation, d'où ces échecs constatés lors des tests. L'enfant doit garder ses distances avec l'Autre, tout ce qui entraîne un rapprochement est pour lui « catastrophique », il vit dans le passé où se rapprocher de sa mère, c'était risquer de la détruire et d'être tué par juste retour, pensait-il dans son inconscient.

L'apprentissage de la lecture est une épreuve pour l'autiste. Il faut d'abord assembler les lettres et là on est dans le rapprochement, ce qui renvoie à cette proximité intolérable pour lui. Ensuite, les mots vont être mis en relation les uns avec les autres pour que la phrase prenne un sens, et à nouveau, cette liaison pose un problème. Tout doit être séparé, sans lien, selon la règle établie par ces petits malades. Il faut *se* mettre à distance, la proximité est infernale.

Comprendre le sens d'un texte, c'est aussi une ouverture vers la possibilité d'échanger, et c'est donc la

[7] Uta Frith, *L'énigme de l'autisme*, 2010, Odile Jacob, p. 213

panique pour l'autiste. J'ai personnellement vécu cette situation.

Deux options sont possibles : soit l'autiste crée une sorte de « bulle virtuelle » autour de lui (c'est ce que font notamment les Asperger), et il va progresser dans la compréhension en veillant à ne jamais être dans la relation, soit il ne trouve pas cette voie et tout progrès devient alors impossible dans ce domaine. On s'explique aisément qu'il soit beaucoup plus à l'aise avec les mathématiques (abstraction) qu'avec les lettres (plus axées sur l'échange, la communication et le contact).

Pour l'autiste, se servir de son intelligence, c'est aller vers l'Autre, la bloquer, c'est maintenir ses distances. On trouve toujours le même mode de fonctionnement : parler, c'est le mouvement vers l'Autre, rester mutique, c'est être en retrait.

Pour beaucoup de ces enfants, l'intelligence est bien là, mais ils ne l'expriment pas, ils se soumettent à un rigoureux contrôle pour que rien ne passe et puis, un jour, échappant à ce contrôle, des mots surgissent tel cet enfant qui un jour lit l'heure à haute voix, alors que personne ne le lui a appris. En effet, les autistes se construisent sans la participation de l'autre, ils écoutent, regardent, observent, analysent sans que personne ne s'en aperçoive. Ils absorbent une nourriture intellectuelle qu'ils gardent pour eux. Si on les questionne, ils ne répondent pas, ils semblent ignorants, mais en fait, ils s'abritent derrière des « remparts » destinés à faire barrière entre eux et le monde (il s'agit toujours de protéger l'Autre pour se protéger soi-même).

Quand l'intelligence n'arrive pas à émerger, il est évident que l'enfant est sous l'emprise d'un « Ça » tout puissant (*voir glossaire*), il se vit comme étant extrêmement dangereux pour l'Autre. Pour qu'une évolution soit possible, le seul moyen est de lui imposer fermement de faire l'effort d'apprendre pour progresser. C'est le principe des méthodes utilisées actuellement, qui, finalement, se substituent au « Moi » inexistant ou défaillant de l'enfant.

Le cas des autistes de « haut niveau », Asperger, représente un très faible pourcentage. Ils peuvent faire de brillantes études, mais leur handicap est toujours présent et ils sont obligés de composer avec celui-ci en permanence. Leur intelligence est intacte, ils ont créé cette « bulle » autour d'eux, ils ont su adapter leur comportement particulier aux autres, mais dès qu'il s'agit d'établir une relation, le passé les rattrape. Ils retombent sur leurs difficultés non résolues du stade oral, où ils se mettaient à distance de leur mère. On peut dire que ces personnes ont réussi à s'insérer dans la société, mais qu'elles restent profondément handicapées bien que cela ne soit pas si apparent. Ils ont appris à masquer leurs problèmes et à composer avec ceux-ci.

# Autisme et agressivité

**L'agressivité est au cœur du problème de l'autisme**. L'autiste refoule inconsciemment celle-ci avec une telle énergie que, pour lui, elle n'existe pas, il la fuit, il ne veut surtout pas qu'elle se manifeste, il l'ignore. En fait, **le refoulé est tellement bien cadenassé**, parce que dangereux pour l'autiste et pour les autres, pense-t-il, qu'il est bien difficile de le mettre en évidence, même avec une longue analyse comme ce fut le cas pour moi-même.

Le psychiatre ne cherche jamais cette agressivité refoulée chez ses patients autistes et pourtant, si l'on s'efforce de le faire, on peut la détecter. Devant la carence voire l'ignorance de certains soignants, j'ai fini par comprendre que je ne pouvais compter que sur moi-même et je m'étonne que cette idée n'ait pas germé dans la tête d'autres malades. Je suis Docteur en Pharmacie, j'ai fait des études en pathologie médicale et en psychopathologie, mes efforts et ma persévérance m'ont permis de sortir enfin de la solitude et du chaos dans lesquels je me trouvais.

On sait que l'autisme s'installe entre 0 et 2-3 ans, le début peut être spectaculaire, l'enfant se mettant à distance assez rapidement avec refus d'entendre, de voir, peur du toucher, insomnies, vomissements, etc. ; ou bien plus progressivement pour aboutir au même résultat. L'enfant se replie sur lui-même, se désintéresse de son entourage hormis de l'animal, si par chance la famille en possède un. On est dans la période qualifiée d'intelligence sensori-motrice par Piaget (voir *supra*). L'enfant appréhende le monde via ses organes des sens, c'est aussi dans cette période que le « Ça » (les pulsions) est tout-puissant (Freud), le « Moi » régulateur n'étant pas encore installé. L'enfant veut tout, tout de suite, ne supportant pas la frustration. Enfin, c'est toujours dans la même période que l'agressivité est très présente. Il n'est pas question ici de développer les idées des grands chercheurs, je me contenterai de quelques éléments marquants pour une meilleure compréhension.

- **Freud** reconnaît l'existence des pulsions agressives parlant d'**agressivité naturelle** et fondamentale de l'Homme ;
- **Mélanie Klein** considère que les **pulsions agressives** existent dès la naissance et parle de sadisme originel. Elle pense que le bébé prend conscience de ses **fantasmes destructeurs** à l'égard de sa mère, redoutant que celle-ci ne se venge sur lui, d'où l'existence d'une tendance réparatrice (culpabilité), la mère devenant ainsi à la fois bonne et mauvaise et non plus soit totalement l'un ou totalement l'autre ;
- **Jones** précise que **l'agressivité appartient aux éléments les plus profonds de la nature humaine** ;
- **Anna Freud** constate que les angoisses du nourrisson viennent de ses **pulsions agressives** ;
- **Winnicott** considère que **l'agressivité est une tendance innée** ;
- **Lacan** affirme enfin aussi qu'il y a une **pulsion agressive en chacun de nous**. Il avance que **plus un enfant est jeune moins on lui prête d'intentions agressives** et pourtant elles sont bien là.

Les psychiatres devraient revisiter tous ces grands maîtres et prendre conscience de l'importance de l'agressivité chez le jeune enfant.

Le nourrisson est confronté à d'énormes difficultés qu'il va devoir gérer seul. Le milieu familial dans lequel il vit ne soupçonne pas la tempête qui traverse leur petit. Si dans la majorité des cas l'évolution se fait favorablement, il arrive cependant des situations où l'enfant bute sur des obstacles, où il ne trouve pas la bonne route, et là, il reste bloqué au niveau de la phase orale et il lui faut alors une aide urgente et bien adapté pour s'en sortir, mais malheureusement, c'est rarement le cas.

Comment mettre en évidence ces éléments agressifs refoulés dont parle Jean-Claude Filloux dans *L'inconscient*, se référant à Freud ? Ce que l'on constate, c'est que l'enfant autiste est dans l'incapacité d'aller vers l'Autre (substitut de la mère), pourtant il vit dans un perpétuel mouvement orienté vers cet Autre, qu'il cherche à arrêter par tous les moyens en son pouvoir (mains plaquées sur les oreilles pour ne pas entendre, yeux « écarquillés » pour ne pas voir, mutisme, apathie, intelligence non exprimée etc.).

Pour l'adulte, déceler cette agressivité demande un travail de tous les instants sur soi-même. Il faut chercher, traquer, s'interroger sur tous les actes conscients ou inconscients qui se font quotidiennement, les appréhender, les comprendre, se poser des questions pour savoir comment ils peuvent se former. Ainsi, j'ai pu constater chez moi-même une violence inconsciente qui émergeait par petites touches et que je m'empressais de réenfouir aussitôt qu'elle apparaissait.

Il arrive que le jeune enfant adopte une attitude de retrait par rapport à sa mère, c'est le cas de l'enfant qui est triste, dépressif, et qui se sent rejeté, mais dont le souhait profond est d'aller vers cette dernière. Le jeune autiste aussi se met en retrait, c'est lui qui place cette distance avec la volonté de la maintenir contrairement à l'enfant cité précédemment.

Ces jeunes enfants utilisent leurs organes des sens (on est dans la période qualifiée d'intelligence sensori-motrice par Piaget) pour gérer la situation. Dans le cas de l'enfant qui se sent mis à l'écart, ses sens sont en éveil, il guette à travers eux le moindre signe qu'il pourrait prendre comme une acceptation, un appel venant de la mère, son désir est d'aller vers elle, d'établir une relation, un contact physique, ce qui lèverait sa dépression. Dans le cas de l'autiste, ses organes des sens vont lui permettre de localiser l'Autre pour le situer et maintenir ses distances. Il est toujours en éveil, prêt à fuir, à s'interdire de voir, d'entendre, de sentir, évitant le contact.

Donc, l'un utilise ses organes des sens pour essayer d'aller vers l'Autre et s'en approcher, l'autiste les utilise dans un but inverse, c'est-à-dire fuir et se tenir éloigné.

Si l'enfant avait spontanément fait le choix de se tenir à distance de l'Autre, comme semblent le penser certains spécialistes de l'autisme, il serait indifférent à l'Autre et ne souffrirait pas d'une telle situation. Il vivrait dans le calme et sereinement. L'autiste est pris dans une contradiction : désirer aller vers l'Autre et en même temps se l'interdire. C'est l'origine de sa très grande souffrance.

Si l'enfant se tient en retrait, c'est donc qu'il se vit comme potentiellement dangereux en face de sa mère (et plus tard de l'Autre) et qu'il craint un retour de cette dernière adapté à la situation, comme l'a pressenti Mélanie Klein. En effet, l'enfant qui prend le sein maternel éprouve beaucoup de plaisir, mais dans son inconscient, il a peur de détruire l'Autre et d'être détruit par ce dernier. Les enfants qui choisissent la voie du plaisir, soit la majorité d'entre eux, trouvent facilement une issue favorable, mais pour les autres, la route va être beaucoup plus difficile.

Essayons de mettre en évidence l'agressivité de ces derniers.

L'enfant qui refuse le sein maternel, qui pleure, se débat, rejette le lait et toute alimentation renonce à se faire plaisir. Pourquoi ? Parce que, pour lui, incorporer le sein maternel, c'est détruire et prendre le risque d'être détruit par la mère par juste retour. La mère est vécue par l'enfant comme entièrement bonne ou mauvaise selon Mélanie Klein, il va falloir qu'il évolue pour comprendre que l'on peut être les deux à la fois. L'enfant vit sous l'emprise de ses pulsions exigeantes, il se sent tout-puissant. Si l'on essaye de contraindre ces enfants à manger, alors ils entrent dans des rages terribles que rien ne peut stopper.

Que penser de l'enfant qui accepte volontiers qu'on l'équipe pour la nuit d'une sorte de petite camisole destinée à limiter ses mouvements et à l'empêcher de se lever ? Ce maintien qui le contient lui procure calme et sérénité, pour lui c'est être contenu sans le contact de sa mère. Temple Grandin dans *Ma vie d'autiste* expliquait qu'elle avait conçu une machine à câlins, il s'agissait de quatre planches de bois entre lesquelles elle se glissait quand elle était très angoissée, elle retrouvait ainsi le calme. C'était pour elle être contenue sans contact humain, donc sans prendre le risque de détruire l'Autre.

Que penser de cet adulte qui demande que l'on ferme à clef la porte de sa chambre la nuit ? Pendant le sommeil, le « Ça » est tout-puissant et les pulsions agressives ne sont plus sous contrôle donc la crainte de voir surgir les pulsions destructrices est présente et risquer de détruire, c'est toujours prendre le même risque pour soi-même (être détruit). Si la porte est verrouillée de l'extérieur, le risque est supprimé.

Les enfants autistes dorment très peu, au bout de deux à trois heures de sommeil ils se réveillent, très agités, ce qui est épuisant pour les mères. Les autistes adultes sont, eux, aux prises avec des terreurs nocturnes.

L'enfant qui souhaite que l'on limite ses mouvements pour la nuit ou l'adulte qui tient à se faire enfermer pour la nuit poursuivent le même combat, leurs fortes pulsions agressives ne sont plus endiguées et si elles font surface, c'est une catastrophe : détruire et être détruit devient possible.

Cette agressivité peut s'exprimer sous forme de « flashs » qui sont des émergences de l'inconscient pour quelques secondes et qui traduisent bien la violence qui réside dans celui-ci, l'autiste luttant en permanence pour verrouiller ses pensées destructrices. Voici quelques exemples :

- Alors que je regardais un documentaire à la télévision et que se formait sur l'écran l'image d'une prairie verdoyante avec des coquelicots sous un soleil printanier, soudain, cette prairie se transforma en champ de bataille avec des cratères creusés par des obus, des soldats déchiquetés et des ruisseaux de sang. Cette séquence dura 2 à 3 secondes puis elle disparut. Je m'étais en fait imposée de l'enfouir à nouveau dans mon inconscient et pourtant j'en avais pris conscience ;
- Une autre fois, une séquence télévisée me montrait une grosse boule de bois avec deux pieux enfoncés dedans. A nouveau, un « flash » se produisit et cette boule de bois devint un crâne dans lequel on avait placé deux lances ;
- Je citerai encore un autre « flash » : la scène se passe en hiver dans la neige, le paysage est magnifique, une voiture est à l'arrêt, une personne descend et soudain, la transformation s'opère en quelques secondes. La scène se passe alors en Russie, pendant la Seconde guerre mondiale, un officier allemand, dont le visage exprime la

brutalité, descend de la voiture, autour de lui il n'y a que des cadavres, la neige est tachée de sang.

Tous ces « flashs » ont un sens pour qu'ils se reproduisent ainsi, c'est que la charge de l'inconscient est extrême, les aider à faire surface est une nécessité et c'est ce qui va permettre de comprendre que c'est bien cette agressivité refoulée qui impose au malade de se mettre à distance pour protéger l'Autre de cette violence, mais également pour se protéger soi-même de ce dernier qui aurait été agressé. Pour l'autiste, la vie est un enfer, la violence meurtrière est partout.

Devenue consciente, cette agressivité va pouvoir être contrôlée, c'est un immense progrès.

***La mère est l'objet de l'amour de l'enfant autiste, mais en même temps, l'agressivité destructrice inconsciente est dirigée contre elle, c'est infernal à vivre : d'une part, on va vers elle car on l'aime et d'autre part on se retient d'aller vers elle pour ne pas la détruire.*** Amour et violence destructrice s'adressent en même temps à la mère, c'est insupportable, d'où ces terreurs nocturnes, cette agitation, ces agressions contre soi-même pour se punir ; certains enfants se frappent la tête contre les murs, c'est l'enfer de l'autisme.

Henri Rey-Flaud, parlant d'un enfant autiste nommé Sylvestre, écrit : « En avalant la mie de pain qu'il mastique interminablement, c'est le monde et lui-même qu'il est sur le point d'engloutir. Et lorsqu'il recrache sa bouchée de nourriture dans les mains de sa mère, c'est le monde et sa propre vie qu'il sauve, en recollant comme il peut les morceaux de son être et de son univers[8]. » La bouche, par laquelle s'établit le premier contact avec la

---

[8] Henri Rey-Flaud, *Les enfants de l'indicible peur*, 2010, Aubier, p. 183

mère en lui prenant le sein, est considérée par l'autiste comme le premier vecteur de destruction de celle-ci. En ne mangeant pas, Sylvestre protège sa mère de la destruction, pense-t-il inconsciemment, mais il se protège aussi de l'anéantissement, puisqu'il pense qu'elle va se venger en le tuant (d'où l'idée de morcellement) et ainsi il retourne en arrière quand il ne se vivait pas comme un tout (une personne), mais plutôt comme morcelé. Cracher c'est donc bien « sauver » le monde pour Sylvestre (l'univers c'est lui et sa mère).

Ainsi, manger, c'est détruire l'Autre et mourir soi-même par la vengeance de l'Autre. Progressivement, tout ce qui va venir de l'Autre, bruits, odeurs, paroles, nourriture intellectuelle, etc., va devoir être bloqué, rejeté, pour éviter la relation avec lui qui entraînerait la destruction (la sienne propre et celle de l'Autre). On arrive alors au couple absorption/destruction que l'autiste doit fuir en permanence. Donc, protéger l'Autre c'est aussi se protéger soi-même, soit rester en vie d'où l'absolue nécessité de maintenir cette distance.

Mettre en évidence cette violence, cette agressivité refoulée, va permettre de l'extérioriser et d'aborder autrement le problème, l'absorption/destruction étant remplacée progressivement par l'absorption/plaisir qui conduit à la relation à l'Autre.

Le corps tout entier est ensuite vécu comme vecteur de destruction, ainsi, tout contact physique quel qu'il soit est refusé par l'autiste, car il considère la totalité de son être comme dangereux pour l'Autre et donc, par ce fait, lui-même court un danger. En effet, Temple Grandin, raconte comment enfant, elle « griffa sa mère comme un animal pris au piège », lorsque celle-ci tenta de la prendre dans ses bras[9]. Pour Donna Williams, « le contact physique

[9] Temple Grandin, *Ma vie d'autiste, op. cit.*, p. 35

avait toujours été pour [elle] quelque chose d'écrasant[10] ». Temple Grandin ajoute qu'être touchée, « c'était comme se faire avaler par une baleine [11] » (*voir Chapitre 2, Autisme et organes des sens, le toucher)*, Donna Williams « autant être avalé ou mangé ou emporté par une vague[12] ».

On notera que ces enfants se réfèrent à la sphère buccale : avaler, manger, engloutir. Ils ne supportent pas le contact physique avec l'autre, ils ont peur d'être anéantis. Pourquoi ?

Ne perdons pas de vue que l'autiste demeure ancré sur le stade oral. Temple Grandin et Donna Williams ont la même peur panique du contact physique, d'être anéanties, qu'elles associent à « se faire avaler » pour la première et à être « emporté par une vague » pour la seconde. Elles emploient les mêmes mots pour s'exprimer. Le fait de lier mettre dans la bouche et être anéanti n'est pas anodin.

C'est bien l'enfant qui prend le sein et qui pense inconsciemment qu'il va détruire avec sa bouche et qu'en retour il sera détruit par ce même objet, donc pour éviter cela, il choisit de renoncer au contact.

Personne ne veut anéantir ces enfants, ces derniers construisent, imaginent, ressentent eux-mêmes à l'approche de l'Autre cette impression de ne plus être, de morcellement de leur personne, souvent évoquée dans leur récit car leur but est d'éviter le contact avec l'Autre pour que le couple destructeur/détruit ne se mette pas en place.

Ils ne veulent pas mourir et ils choisissent souvent le morcellement pour pouvoir se reconstituer tel un puzzle et revivre car dans leur existence, une seule pensée les anime, aller vers la mère (objet d'amour) et rester à distance pour la protéger de leur agressivité inconsciente et conjointement rester en vie. C'est le vécu de l'autiste.

---

[10] Donna Williams, *Si on me touche, je n'existe plus, op. cit.*, p. 200
[11] Temple Grandin, *Ma vie d'autiste, op. cit.*, p. 42
[12] Donna Williams, *Si on me touche, je n'existe plus, op. cit.*, p. 200

Donna Williams écrit, dans son livre, sa rencontre avec son frère Tom après une longue absence. Tom veut l'étreindre et c'est le drame, elle écrit : « Je n'avais pas le temps de réaliser qui j'étais et encore moins de comprendre à qui appartenaient ces autres morceaux », elle indique : « J'étais dans un état de surcharge qui avait déclenché la coupure ; le plancher du sens s'était effondré. Je chutai précipitamment dans le vide du Grand Néant Noir [13] . » A nouveau, on retrouve cette idée de morcellement qui lui permet d'échapper à la destruction, mais aussi cette soif de vivre car, comme dans un puzzle, on peut raccrocher les morceaux. Elle exprime ainsi dans une formule qu'elle veut « rester intacte[14] ». Il s'agit bien d'être morcelé sans se perdre pour pouvoir se reconstituer, revivre : cela évoque bien le puzzle auquel les autistes aiment jouer car c'est rassurant pour eux. Se morceler n'est pas se perdre, mais pouvoir retrouver ensuite son intégralité.

On peut également citer le cas d'Anthony, qui faisait état de son angoisse terrifiante d'être anéanti, il disait : « Quelques fois, quand ça éclate comme ça à l'intérieur, on part en mille morceaux ; et puis, quelques fois, on n'arrive plus à retrouver ses morceaux et on n'est plus rien du tout[15]. » Anthony exprime bien sa crainte, il a peur de mourir. On est toujours sur ce même mode de fonctionnement : le contact entraîne la destruction de l'Autre et y est associée la peur panique d'être tué par l'Autre. Si l'on se morcelle, on pourra recoller les morceaux (puzzle), mais pour Anthony, on peut en perdre certains, ce qui mène à la mort. Il ne le veut pas, il souhaite vivre. On voit alors apparaître clairement que

[13] Donna Williams, *Quelqu'un, quelque part*, 1997, J'ai lu
[14] *Ibid*, p. 144
[15] Mira Rothenberg, *Des enfants au regard de pierre*, 1979, Seuil, p. 55

c'est bien la personne (unicité) qui est dangereuse et qui risque d'être détruite. Les morceaux assurent, eux, la survie, et constituent l'étape non dangereuse qui précède l'unicité.

On pourrait multiplier les citations, on retrouve la terreur de la relation, la peur d'être anéanti et de ne pas pouvoir se reconstituer, de mourir finalement, de disparaître, ce que ne souhaite en aucun cas l'autiste. Il apparaît clairement que cette impression de se désintégrer est liée à l'approche de l'Autre et au contact qui va avoir lieu. Si l'autiste ne perçoit pas son agressivité à l'égard de l'Autre, par contre, il imagine que ce dernier va s'en prendre à lui, **c'est pourquoi il doit absolument garder ses distances**.

J'ai connu moi-même cet état dans lequel la proximité de l'Autre déclenche une sorte de raz-de-marée dans l'organisme. La tête semble vide, on n'entend plus, on ne voit plus, on ne comprend plus, tout paraît étrange, le cerveau ne fonctionne plus et pourtant on est bien là, on veut disparaître sans le vouloir en même temps. Ma scolarité fut pour moi une période très pénible. Je devais me tenir à distance des autres tout en essayant de rester intégrée au groupe, c'était très difficile, tous les autistes savent combien cela nécessite d'efforts. Petite fille, j'avais peur de la maîtresse à tel point que, fréquentant à l'époque une petite école de campagne, je demandais à mon frère de venir dire à celle-ci qu'il ne fallait pas me gronder car j'avais mal au ventre. J'ai mis très longtemps à comprendre le sens de cette construction, puis un travail approfondi sur les recherches de Mélanie Klein m'a ouvert la voie. Bien sûr, mon agressivité inconsciente envers l'Autre me disait que ce dernier se vengerait : c'était bien là l'origine de ma peur injustifiée. Cette peur de l'Autre anime tous les autistes plus ou moins consciemment, l'affronter requiert beaucoup de temps et d'énergie, ce que le commun des mortels ne peut comprendre.

Pendant le sommeil, le « Moi » devient pratiquement inexistant, et le « Ça » (les pulsions avec les éléments agressifs refoulés) occupe toute la place. Ce sont ces éléments agressifs, à peu près sous contrôle dans la journée qui surgissent et empêchent les autistes de dormir, leur sommeil est fréquemment interrompu. S'ils ne s'endorment pas, c'est qu'ils ont peur de ne plus contrôler leur agressivité destructrice en face de l'Autre, de plus, ils imaginent être anéantis ou morcelés donc ils risquent de perdre la vie. Etre morcelés les renvoie à l'état antérieur (avant qu'ils se vivent comme une personne) offrant alors la possibilité de se reconstituer. Ainsi, Donna Williams a peur de s'endormir craignant que certains rêves surviennent : petits chats qui vont être noyés ou poupées inquiétantes vouées à la destruction[16]. Son agressivité, inconsciente, à peu près sous contrôle le jour, émerge la nuit, toujours associée à cette impression d'anéantissement de sa personne, à cette peur de ne plus être.

**Il est donc évident que l'autiste cherche sans cesse à aller vers l'Autre, mais il se retient car dans son inconscient il va tuer l'Autre, et par conséquent, dans sa logique, il sera détruit par ce dernier en retour.**

---

[16] Henri Rey-Flaud, *Les enfants de l'indicible peur, op. cit.*, p. 446

# Autisme et culpabilité

Après avoir mis en évidence l'agressivité dans l'autisme, nous allons voir comment s'exprime la culpabilité. N'oublions pas ce que nous dit Mélanie Klein, elle parle de la **précocité de la pulsion agressive**, l'enfant étant terrifié par sa propre méchanceté, et il **suppose l'existence de la même agressivité à son encontre de la part de sa mère**. L'angoisse s'installe et une **culpabilité relative** à ces attaques contre le corps de la mère va se développer chez l'enfant, entraînant une **volonté compulsive de réparer**.

Citons le cas de Gabriel : quand Gabriel appelait sa mère et qu'elle ne venait pas immédiatement, « il se sentait tomber dans "un ravin avec des méchants rochers piquants" ». Il dessinait ces rochers piquants dans le groupe de thérapie auquel il appartenait, rapporte Jacques Hochmann[17].

Isca Wittenberg, de son côté, dit en parlant de son petit patient John : « John était extrêmement sensible à mes états d'esprit, il réagissait à tout manque d'attention, toute maladie, malaise physique ou tout silence comme si je l'avais rejeté. Alors il se repliait sur lui-même, devenait hyperactif et se cognait contre les objets[18]. »

Personnellement, j'ai connu, au cours de nombreuses séances d'analyse, ce silence qui produisait chez moi une peur panique. En effet, je revivais un passé où, bébé, ma mère restait silencieuse en essayant de m'alimenter.

---

[17] Jacques Hochmann, *Pour soigner l'enfant autiste*, 1997, Odile Jacob, p. 283

[18] Donald Meltzer *et al.*, *Explorations dans le monde de l'autisme*, Payot, 1984, p. 74-75

Dans ces trois cas, mais on pourrait en citer beaucoup d'autres, l'enfant se sent abandonné, rejeté, mis à distance et sa réaction est significative.

Gabriel a l'impression de tomber dans un ravin, John se cogne la tête contre les objets et moi-même je ressentais une sorte de vide, tous mes organes des sens fonctionnaient de telle sorte qu'ils m'isolaient, j'étais comme dans une bulle, mon cerveau « ne marchait plus », j'avais l'impression que ma tête était vide et des douleurs musculaires s'installaient. Pourquoi ces comportements ?

Gabriel et John sont tous deux très exigeants, ils veulent tout immédiatement (c'est le comportement du stade oral) et tout retard ou délai est perçu comme une agression venant de l'Autre. On ne doit jamais perdre de vue que l'agresseur, c'est toujours l'enfant. Pour l'autiste, dans son inconscient, il n'y a qu'un mode de relation possible : je suis l'agresseur et l'autre répond à mes agressions. Ce sentiment est partout. Mais il se sent aussi coupable, c'est le cas de Gabriel, de John et de la plupart des autistes.

Les enfants autistes observent attentivement tout ce qui les entoure, ils doivent maintenir la distance avec l'Autre mais toute modification du comportement de l'Autre à leur égard est très mal vécue, ils perdent leurs marques, leurs repères et retombent toujours dans la même situation **agresseur/agressé et coupable**, pensant qu'ils en sont à l'origine. Cette agressivité inconsciente engendrant la peur d'être agressé en retour entraîne l'expression d'une **culpabilité agie**.

Gabriel, cité plus haut, vit ainsi le fait que sa mère tarde à répondre à son appel : « Elle ne vient pas tout de suite parce que je suis méchant, je mérite d'être puni ». Cela est attesté par son évocation de chute dans un ravin de rochers piquants. Ces rochers sont là pour le punir car il le mérite, pense-t-il inconsciemment. Cette scène était reprise sans arrêt avec son thérapeute, c'est sa culpabilité agie qu'il répétait sans cesse.

Chez John, cité également plus haut, tout fonctionne de la même façon. Dès qu'il croit que l'attention de son thérapeute à son égard se relâche, il se vit comme étant coupable de cet éloignement, il pense que si on ne l'écoute pas c'est parce qu'il est méchant, il exprime sa culpabilité en se cognant contre les objets.

Beaucoup d'autistes cherchent à se faire du mal, en agissant ainsi ils répètent : « Je suis coupable, je dois être puni. » Pour mon compte personnel, j'ai mis de longues années à comprendre qu'un reproche, un silence me renvoyaient à cette période de ma petite enfance où j'étais dans les bras de ma mère avec une agressivité inconsciente que j'étais incapable de réguler. Je me sentais triste sans savoir pourquoi, c'est seulement bien des années plus tard que j'ai pu comprendre que cette agressivité inconsciente qui était en moi m'interdisait de prendre du plaisir auprès d'elle. Un sentiment de culpabilité m'envahissait, j'avais l'impression d'être mise à l'écart et pourtant, c'était mon propre comportement qui était à l'origine de ce que je vivais comme un rejet.

Dans le cas de Donna Williams, alors qu'elle était vendeuse dans un magasin, une maladresse de sa part entraîna le mécontentement d'un client, « parti sans dire un mot ». Cette attitude provoqua un raz-de-marée chez Donna : « La panique me saisit [...] je perdais conscience de mon environnement. » Elle ajoute : « La boutique se transforma en une mélasse confuse de bruits et de couleurs. Je ne reconnaissais pas les gens avec qui je travaillais. Je ne savais plus pourquoi j'étais là. Je saisis mon sac et me précipitai hors du magasin. Les rues m'apparurent comme dans un cauchemar, avec le mur mouvant de la multitude, mes pieds cernés d'innombrables autres pieds [19] [...] » Le simple

[19] Donna Williams, *Si on me touche, je n'existe plus*, *op.cit.*, p. 173

mécontentement, à peine exprimé, a déclenché chez Donna Williams une catastrophe. Elle s'est vécue comme coupable et a été aussitôt renvoyée au passé, où son agressivité inconsciente lui imposait de se mettre à distance de sa mère pour protéger celle-ci de sa violence, mais aussi pour se garder elle-même en vie ; c'est bien elle qui était la coupable, de par son comportement.

La culpabilité renvoie à l'agressivité inconsciente de la petite enfance.

Margaret Dewey raconte : « Lorsque Donald rentra chez lui de l'école pour enfants autistes, il était énervé parce que son départ de l'école avait été retardé[20]. » Ses parents, pour le calmer, envoyèrent le petit garçon boire du lait dans la cuisine, mais comme Donald ne revenait pas, après quelques minutes, son père alla voir ce qui se passait et découvrit son fils en train de jeter le lait dans l'évier. Sa réaction fut alors de crier sur ce dernier et Margaret Dewey de préciser : « Donald fut bouleversé par la réprimande et se jeta par terre en pleurant[21]. » Ici, Donald avait deux raisons de culpabiliser : on avait tardé à venir le chercher à l'école et la réprimande de son père.

Dans l'exemple cité, Donald se sent doublement coupable, à la fois du retard et de la réprimande, et il se jette donc par terre (c'est la culpabilité agie), il se punit. Les pleurs expriment très certainement la rage accumulée contre lui-même.

En effet, **pour l'autiste, quelle que soit la situation, il se vit toujours comme l'agresseur avec la crainte de l'Autre (peur d'un retour), mais tout cela reste au niveau de l'inconscient**.

---

[20] Uta Frith citant Margaret Dewey, *L'énigme de l'autisme, op. cit.*, p.336

[21] *Ibid.*

# Autisme et temps immobile

Comme nous l'avons déjà dit, l'autisme se construit dans les premières semaines de vie, à cette période, l'univers de l'enfant se réduit à sa mère et lui-même.

Henri Michaux témoigne : « Dès l'âge de six mois, je n'étais que refus, je ne voulais rien manger. Plus tard, je ne voulais pas parler. J'opposais à tout une fin de non-recevoir[22]. » Une fois de plus, on a bien la preuve que l'on entre dans l'autisme très tôt. Si ne pas manger c'est protéger de son agressivité inconsciente, c'est aussi toujours se protéger soi-même comme je l'ai déjà expliqué.

Donna Williams, déjà citée plusieurs fois, a connu une hésitation, et c'est vraiment vers l'âge de deux ans qu'elle a rejoint le groupe des autistes.

A partir du moment où l'enfant s'est mis à distance, tout est bloqué, il n'arrive pas à revenir en arrière et rétablir le contact. **Le temps s'arrête là pour lui. C'est ce blocage précoce qui est pour lui catastrophique** car il va empêcher qu'une relation positive s'établisse entre la mère et l'enfant. Comment va évoluer une telle situation ?

L'enfant ne va pas renoncer à aller vers sa mère pour autant, mais tout mouvement vers elle va être accompagné de son contraire, c'est-à-dire d'une retenue. L'enfant vit centré sur elle et va établir une relation particulière avec elle. Toute distance qu'il met entre lui et sa mère, c'est pour bloquer son agressivité inconsciente et se protéger lui-même d'un possible retour vengeur, telle est sa

[22] Henri Michaux cité par René Berthelé, *Henri Michaux*, 1975, Seghers, p. 17

construction. La mère n'est pas en mesure de décrypter ce langage et l'enfant a une conduite « agie » qui reste de l'ordre de l'inconscient. L'autiste doit garder ses distances à tout prix (il sait utiliser ses organes des sens, son intelligence, sa motricité en fonction des situations – *voir supra*). Il va se construire en tenant compte de ce blocage précoce. A cet âge, toute activité, c'est faire un pas vers la mère, c'est pourquoi il va sans cesse être obligé de « suspendre » ce pas. Jour et nuit, il est envahi par ce trouble majeur.

L'autiste reste accroché à cette période de son enfance, au cours de laquelle il n'a pas su trouver la voie du plaisir près de sa mère, s'imposant de rester en retrait. Sans arrêt, il affronte les mêmes difficultés, sans arrêt, il s'oblige à garder ses distances. Il répète inlassablement la même chose sous des aspects différents, le temps semble rester immobile, chaque jour est identique au précédent, l'horloge s'est bloquée.

Cet arrêt au seuil de la vie, ce mouvement de va-et-vient permanent apparaît clairement dans le comportement de tous les autistes :

- Le balancement pratiqué par beaucoup exprime cet aller vers l'Autre, suivi tout aussitôt de ce retour en arrière ;
- Les enfants aiment faire tourner inlassablement des roues, regarder des chaînes en mouvement, tout bouge, et tout revient à son point de départ, à l'identique, rien n'a changé, rien n'est cassé et finalement rien n'a bougé. C'est très rassurant pour eux.

Le rangement, le tri est une pratique à laquelle se livrent beaucoup d'autistes. Le désordre leur cause une souffrance psychique. Chaque chose doit être remise à sa place, bien alignée, en agissant ainsi, ils recréent l'univers des premières semaines de vie, période à laquelle ils ont commencé à prendre leurs distances avec leur mère. Tout changement, toute modification, leur fait perdre leurs repères et déclenche chez eux la terreur, la fureur.

En effet, si l'Autre se rapproche d'eux physiquement, ils se vivent comme destructeurs pour cet Autre tout en craignant d'être anéantis, détruits dans leur imagination. Ils ont besoin de savoir où est l'Autre, sa proximité, toute modification nécessite de remettre au point une stratégie. Ce qui leur convient le mieux, c'est que tout reste à l'identique, que le temps s'arrête, ainsi ils gardent leurs repères, ne se vivant plus comme une menace pour l'Autre et par conséquent ne se sentant plus menacés dans leur inconscient, ils trouvent alors un peu de quiétude.

A propos de Donna Williams, qui lors d'une visite dans une institution pour enfants autistes, est intervenue auprès d'une petite fille agitée, Anne, Henri Rey-Flaud écrit (citations de Donna Williams incluses) : « Après avoir calmé l'enfant par le don de sa brosse à cheveux dans laquelle celle-ci passa et repassa ses doigts[23] [...] "[elle se mit] à fredonner le même air répétitif [...] en tapotant le bras de l'enfant au rythme de l'air hypnotique[24]." Au bout d'un moment les sanglots d'Anne s'interrompirent. Donna "pri[t] alors sa main et lui fi[t] tapoter son bras en maintenant la cadence au rythme de l'air fredonné[25]." » Anne se mit à fredonner l'air en rythme, se tapotant le bras en mesure. Elle était devenue capable de fredonner l'air en marquant le rythme. Donna Williams, autiste, avait elle-même expérimenté cette méthode, elle savait intuitivement qu'en agissant ainsi, Anne retrouverait un peu de calme. On comprend aisément qu'un autiste ayant fait des progrès soit un très bon guide pour ses semblables, puisqu'il a vécu les mêmes

---

[23] Henri Rey-Flaud, *Les enfants de l'indicible peur, op. cit.*, p. 324
[24] Donna Williams, *Si on me touche, je n'existe plus, op cit.*, p. 285
[25] *Ibid*, p. 286

difficultés et qu'il a fini par trouver seul une solution. Il est regrettable que les soignants ne s'entourent pas davantage d'autistes qui ont réussi à émerger voire guérir. Leur vécu et leur participation permettraient une évolution plus favorable des malades.

Comment comprendre ce qui s'est passé pour Anne ? Le fait que la fillette passe et repasse ses doigts dans la brosse à cheveux donnée par Donna Williams la calme car cela correspond à un mouvement répétitif de va-et-vient, comme ce que fait l'autiste en se balançant. C'est le pas retenu vers la mère dans le but de la protéger de l'agressivité inconsciente que déploie l'enfant à son encontre, néanmoins toujours associée à cette peur d'être agressé en retour. Ce pas retenu est suivi d'un mouvement en avant et ainsi de suite. Dans une musique, une chanson, ce n'est ni la musique, ni la chanson qui capte l'attention de l'autiste, mais son rythme, sa cadence, cette répétition ininterrompue dans laquelle il retrouve ce mouvement initial de va-et-vient, qui jadis l'assurait que sa mère n'était pas détruite et que lui-même avait conservé l'intégralité de son être.

Si l'on bloque ce mouvement, on peut donc comprendre dans quel désarroi on place l'autiste. L'enfant reste bien fixé à ses premières semaines de vie, rien ne doit bouger, le temps doit s'arrêter là.

# Autisme, stéréotypie[26], immuabilité[27]

Les gestes, les pensées, les comportements répétitifs se retrouvent chez tous les autistes, tels le balancement, l'observation pendant des heures d'objets qui tournent.

Donna Williams a repéré que ses semblables avaient tous une attitude stéréotypée non expliquée : se balancer d'un pied sur l'autre, d'avant en arrière. Elle ajoute : « J'ai toujours eu le sentiment d'un trou noir entre moi et le monde[28]. » Elle écrit également : « Notre chemin [il s'agit du sien et de son compagnon d'infortune] était criblé de trous noirs partout où nous mettions les pieds. Nous pouvions dégringoler dans chacun d'entre eux à chaque pas, dans une chute qui nous serait apparue à coup sûr comme une mort définitive[29]. »

Ici, il apparaît clairement que ce pas dont parle Donna Williams, c'est le pas pour aller vers l'Autre. Si elle le fait, elle va se perdre, pense-t-elle. Donc elle se retient et revient en arrière pour aussitôt repartir vers l'avant, dans un perpétuel mouvement de va-et-vient, de balancement que rien ne semble pouvoir arrêter. Pourquoi ?

Les problèmes de Donna Williams ont débuté pendant la petite enfance, période où l'enfant vit centré sur sa mère comme nous l'avons déjà indiqué. Elle n'a pas trouvé la voie qui aurait pu lui permettre de composer avec son

---

[26] *Voir glossaire.*

[27] *Idem.*

[28] Henri Rey-Flaud, *Les enfants de l'indicible peur, op.cit.*, p. 141 et Donna Williams, *Si on me touche, je n'existe plus, op. cit.*, p. 303

[29] *Ibid*, p. 271

agressivité inconsciente toujours liée au risque d'un retour violent, mortel pour elle, qu'elle évoque plus haut sous forme d'un trou noir dans lequel elle aurait pu faire une chute fatale. Elle a ainsi renoncé au plaisir qu'elle aurait trouvé près de sa mère. Elle a commencé à se vivre comme étant dangereuse pour celle-ci et à partir de ce moment-là, elle a mis une distance entre elle et sa mère puis plus tard entre elle et l'Autre. Mais Donna Williams, comme tous les autistes, n'a pas renoncé à aller vers sa mère, son désir reste intact, d'où ces comportements de va-et-vient, ces balancements, ces gestes répétitifs qui expriment, dans l'inconscient de ces enfants : « Je vais vers elle, mais je suis dangereux et elle est aussi un danger pour moi donc je dois me tenir à distance pour éviter le contact », d'où cette impression de ne plus être, d'être anéanti, exprimée par la peur de perdre sa propre vie, ce qui déclenche le retour en arrière sans pour autant renoncer au but poursuivi, engendrant un nouveau mouvement vers l'avant. C'est le mouvement de balancement.

Par ce geste, Donna et sa mère sont restées en vie. Personne n'a été détruit. Donna continue à se vivre comme étant un danger pour sa mère, et pour l'Autre, et bien sûr ceci constitue une menace pour elle directement, elle a besoin de se rassurer en permanence ; c'est ce que font tous les autistes en agissant ainsi. Si malencontreusement quelqu'un arrête ce mouvement répétitif, alors l'autiste ne se contrôle plus, il devient furieux parce qu'il a peur de détruire et d'être détruit en retour, donc d'être anéanti.

On notera que tous ces mouvements, reproduits inlassablement, ramènent toujours au point de départ, comme si rien ne s'était passé. En effet, pour l'autiste, rien ne doit bouger, rien ne doit changer, tout doit être immuable, ainsi rien n'est détruit, tout est préservé.

L'autiste a donc besoin de routine, d'habitudes, de répétition. S'il perd ses repères alors la panique et l'angoisse s'emparent de lui. Tout changement est très mal supporté car il ne dispose plus des marques indispensables à sa vie quotidienne. Il ne sait plus vraiment où est l'Autre, comment se comporter pour maintenir ses distances avec lui, tout bouge, tout est en mouvement et, alors qu'il avait trouvé un équilibre dans la routine, soudain, tout est rompu. Il se vit comme étant une menace pour l'Autre et par conséquent il craint dans le même temps d'être anéanti, comme le dit Donna Williams. C'est l'enfer, il est revenu à sa petite enfance.

Le sens de l'ordre est particulièrement développé chez les autistes, si un objet n'est plus à sa place ou s'égare, ils ne le supportent pas. Ils vont le chercher jusqu'à ce qu'ils le trouvent, sinon ils vont entrer dans une grande souffrance. Donna Williams écrit : « Il me fallait de l'ordre, un système. Je me lançai compulsivement dans le rangement et le tri de tous mes placards et tiroirs. Les affaires n'étaient pas maîtrisées et chaque chose devait être à sa place. Tout aligner, classer et ordonner dans le même sens m'apaisait – symbole qu'un monde contrôlable de garanties était encore possible dans la présence troublante du chaos[30]. » Pourquoi ?

Quand l'ordre est modifié, les repères n'existent plus et pour l'autiste, il faut reconstruire tout un système qui est fait essentiellement de distance à l'Autre. En effet, l'autiste reste ancré sur le stade oral avec son agressivité inconsciente intacte, et en corollaire sa peur d'être détruit associée à sa culpabilité agie.

Pour l'autiste, un objet perdu ou cassé déclenche un immense désespoir. Donna Williams ajoute : « Un bel objet cassé représentait pour moi une bien plus grande

---

[30] Donna Williams, *Quelqu'un, quelque part*, *op. cit.*, p. 66

catastrophe que ce qui pouvait arriver aux personnes[31]. » Le petit patient de Mira Rothenberg, Peter, exprime son désespoir suite à la découverte d'un crayon cassé : « Il y a une vie en moins, une vie brisée[32]. »

Un objet qui a changé de place, on peut l'y remettre, ce qui est rassurant pour l'autiste. Mais si celui-ci est perdu ou brisé, c'est une catastrophe pour lui.

Dans mon cas, la perte d'un objet anodin continue à me faire réagir, bien que j'en comprenne le sens. Pourquoi ces comportements ?

Lorsqu'un objet est perdu ou cassé, alors, renvoyés à leur passé, les autistes vivent cela comme la mort de leur mère, mais aussi leur propre mort. On l'a vu avec les deux citations ci-dessus de Peter et Donna Williams. Peter se sent coupable de la vie en moins, correspondant au crayon cassé. Donna Williams, elle, vit dans le passé, seul compte pour elle de protéger sa mère de son agressivité inconsciente. L'objet cassé signifie « ma mère est morte, et c'est moi la coupable. » C'est en effet une catastrophe pour elle.

Pour l'autiste, rien ne doit donc bouger sinon il est dans l'inquiétude, rien ne doit se casser ou se perdre car alors il est plongé dans un profond désespoir : sa plus grande peur, la mort de sa mère, se réalise.

---

[31] Donna Williams, *Si on me touche, je n'existe plus, op. cit.*, p. 67

[32] Mira Rothenberg, *Des enfants au regard de pierre, op. cit.*, p. 282

# Autisme et comportement obsessionnel

Comme nous l'avons vu, l'autiste est obligé d'avoir un contrôle permanent sur ce qui l'entoure. Dès qu'il n'est plus dans la routine, un malaise s'installe. L'ordre qu'il instaure n'est pas anodin, il obéit à son inconscient. Donna Williams évoque « l'épuisante concentration qu'exigeait l'allée piétonnière, quadrillée de pavés en trompe l'œil [qu'elle devait prendre en rentrant de l'école] si l'on ne voulait pas mettre le pied sur l'une des lignes de séparation[33]. » Comment comprendre cela ?

Le but que poursuit inlassablement Donna Williams est de ne pas mettre le pied sur les lignes de séparation. En se livrant à cette pratique, elle répète : il faut séparer, et si quelqu'un met le pied sur cette ligne, elle ne le supporte pas. Elle vit toujours fixée sur son passé, et pour elle, à cette époque, elle se maintenait à distance de sa mère par tous les moyens en son pouvoir, afin de protéger cette dernière et elle-même, tout contact conduisant à l'anéantissement de sa propre personne (le titre de son ouvrage *Si on me touche, je n'existe plus* exprime clairement cette idée).

Cet anéantissement, il s'agit de sa propre destruction dont elle a si peur, elle le construit inconsciemment dans sa tête, il est toujours lié à l'agressivité tout aussi inconsciente qu'elle déploie à l'égard de sa mère. C'est infernal.

---

[33] Donna Williams, *Si l'on me touche, je n'existe plus*, *op. cit.*, p. 57

Françoise Lefèvre, parlant de son fils, indique un certain nombre de ses obsessions : « Il fallait marcher sur certaines lattes de bois et pas sur d'autres, certains carreaux de la cuisine et pas d'autres, les noirs et pas les blancs. Ou le contraire. Il fallait marquer des arrêts que tu exigeais. Si on n'entrait pas dans ton jeu, gare à ta colère. Tu élevais aussi de mystérieuses frontières qu'on ne devait pas franchir, sous peine d'être assassiné par ton cri[34]. »

On retrouve ici l'idée de limite, de frontières, de séparation, d'intervalle qui est présent dans l'esprit de ces enfants. Il ne faut les franchir en aucun cas, sinon c'est un drame. Les enfants autistes essayent d'imposer leur cérémonial aux autres. On pourrait multiplier les exemples de frontières, de bordures de tapis, qui représentent l'espace qu'il faut garder entre soi et l'Autre. En effet, l'autiste répète inlassablement et inconsciemment dans sa tête : « je dois absolument mettre une distance pour protéger ma mère de ma violence et moi-même rester en vie ». Il agit sans être conscient de ce qu'il exprime par ces comportements obsessionnels.

Dans la vie, ces enfants construisent un rempart virtuel derrière lequel ils se tiennent, se livrant à l'observation de tout ce qui les entoure. Ils sont très vigilants.

---

[34] Henri Rey-Flaud, citant Françoise Lefèvre, *Les enfants de l'indicible peur*, *op. cit.*, p. 170

## Nécessité pour l'autiste de mettre une distance, un « écran » entre lui et l'Autre

Pour l'autiste, toute activité est un pas vers l'Autre qu'il amorce, mais qu'il doit aussitôt et absolument retenir, d'où le comportement de ces enfants apparemment inactifs, apathiques, en train de se balancer sur place.

Nous avons vu comment l'autiste se sert de ses organes des sens pour « faire écran » entre lui et l'Autre. Tous les thérapeutes qui s'occupent de ces enfants ont pu constater que si l'on s'adresse à eux, ils semblent ne pas comprendre, ils ne répondent pas, ne tournent pas la tête à l'appel de leur nom, mais, s'ils entendent un bruit, ils vont réagir. Ils utilisent leurs organes des sens pour faire barrage uniquement à tout ce qui vient des humains, ils font une sorte de tri sélectif qui montre combien ils sont attentifs, se tenant toujours sur le qui-vive. Quel contraste avec leur attitude apparente !

Certains autistes pensent que leurs membres sont détachables, ils font partie d'eux-mêmes et en même temps ils n'en font pas partie, selon les circonstances. La peau, les membres sont ce qui assure le contact avec l'Autre quand on se côtoie, quand on se touche, quand on s'embrasse. Pour l'autiste, cela est insupportable. Sa peur inconsciente de détruire l'Autre et son corollaire (être détruit par l'Autre en retour) est à son paroxysme, il panique, il ne sait plus où il est, qui il est, s'il existe ou non (d'où cette impression d'être anéanti évoquée par

Donna Williams). Sa peau, qui assure le contact, il souhaiterait l'arracher. Ses membres, il pense qu'ils ne lui appartiennent pas, il les voudrait jetables, mais en même temps, il ne veut pas les perdre. Cette peau, ces membres, constituent une barrière que l'Autre ne doit jamais toucher. Si l'autiste peut contrôler sa distance à l'Autre, il n'a aucun contrôle sur le comportement d'autrui qui peut se rapprocher de lui à tout moment, c'est pourquoi il est vigilant en permanence, prêt à fuir si besoin.

L'apathie, l'intelligence limitée qu'affichent certains autistes n'est qu'un leurre, mis à part concernant les petits patients dont personne ne s'est occupé et qui de fait n'ont pu évoluer. Le manque de stimulation les a réduits à un état tel que l'on pense qu'ils sont idiots. Quant aux autres, leur attitude est voulue, décidée par eux-mêmes. Elle leur permet de se tenir à l'écart des Autres. Mais en réalité, ils observent et réagissent s'il le faut. Leur comportement s'explique toujours de la même façon : ils restent fixés à ce stade oral où des pulsions sont présentes, ils se vivent comme un danger pour l'Autre et construisent une culpabilité agie, comme nous l'avons déjà dit.

Tout contact, toute relation doivent être évités pour protéger l'Autre et ainsi ne pas risquer soi-même d'être anéanti par ce dernier.

Certains autistes imposent à leur entourage de ne plus être appelé par leur prénom, mais par un prénom de substitution. Ainsi, la mère de Jean explique que son fils, jusqu'alors mutique, énonça sa volonté de ne plus être appelé par son prénom Jean, « acceptant tout juste du bout des lèvres en substitution celui de Sylvestre, son second prénom[35] ». Il en va de même pour Donna Williams qui décida qu'elle ne répondrait plus qu'au prénom de Lee,

[35] Exemples rapportés dans Henri Rey-Flaud, *Les enfants de l'indicible peur*, *op. cit.*, p. 294

dérivé de son second prénom[36]. La mère de Jean/Sylvestre ajoute que si par inadvertance on l'appelait Jean, il répondait « qu'on l'avait laissé là-bas dans son cimetière ». Pour lui, Jean « n'était vraiment pas très intéressant et [il] fallait l'oublier ». Sa mère précise « Quand nous nous trompons et t'appelons par ton ancien prénom, tu cries, tu te jettes à terre et lances en tous sens bras et jambes[37]. » Ici la volonté de l'enfant autiste est bien que Jean soit mort. Pourquoi ?

On notera que Sylvestre et Lee ont un lien étroit avec Jean et Donna puisqu'il s'agit de leur deuxième prénom ou d'un dérivé de celui-ci. Ces enfants font une construction : ils imaginent qu'ils se scindent en deux parties, qui gardent un lien entre elles. Il y a Jean et Donna, qui ne méritent pas de vivre selon eux et Sylvestre et Lee, qu'ils pensent moins dangereux pour l'Autre. Le but qu'ils poursuivent toujours, c'est aller vers l'Autre, et, pour ce faire, ils mettent la partie qu'ils jugent dangereuse à distance (Jean et Donna), mais en même temps ils tiennent à conserver un certain lien entre les deux parties.

Pour Jean/Sylvestre et Donna/Lee, ce comportement constitue un grand pas en avant. Jean se retenait dans son mouvement vers l'Autre en restant mutique, ainsi il n'agressait pas ; Donna avait l'impression d'être anéantie, ainsi elle anticipait sa peur d'être détruite par l'Autre. Certains craignent de se morceler et donc de perdre leur unicité si la proximité est trop grande. Ils imaginent qu'ils vont se désintégrer. Pourquoi revenir à une étape précédente du développement ? Il semble bien que ce soit dans l'unicité qu'il y ait pour eux un danger et que le retour au morcellement leur permet donc d'échapper à la destruction avec la possibilité de retrouver cette unicité, à condition qu'aucun morceau ne soit perdu comme le disait

[36] Donna Williams, *Si l'on me touche, je n'existe plus*, *op. cit.*, p. 27
[37] Françoise Lefèvre, *Le Petit Prince cannibale*, p. 27

le petit Anthony, déjà cité. Donc, contrairement à ce que pensent certains chercheurs, pour l'autiste, le passage à l'unicité, c'est aussi l'arrivée dans l'agressivité qui est partout chez lui, chez l'Autre, tout autour de lui ; fuir c'est revenir au morcellement qui signifie « bouée de sauvetage momentanée » pour eux.

En faisant cette scission/liaison de leur personne, ils ne risquent plus de perdre leur intégralité et deviennent capables de faire un pas de plus vers l'Autre, ils se vivent comme étant moins dangereux. On peut dire qu'une partie d'eux-mêmes commence à avoir un contrôle sur l'Autre. Un « Moi » avec une certaine tolérance s'installe et s'impose progressivement au « Ça » tout-puissant.

Les autistes sont toujours fascinés par les miroirs, les flaques d'eau, tous les objets et choses susceptibles de renvoyer une image. A propos de Sébastien, dont le cas lui a été communiqué par Jean-Louis Jarry, Henri Rey-Flaud écrit : « Si [...] il apercevait une flaque d'eau brillant sur la chaussée, [...] [il] se précipitait vers la flaque sans tenir compte de la circulation automobile, [...] s'attachait à voir on ne savait quoi. [...] Ce jeu avait sur lui un effet apaisant et [inversement] sa colère était instantanément déclenchée par une intrusion intempestive, si quelqu'un mal inspiré s'avisait, par exemple, de jeter un caillou dans la flaque[38]. »

A propos de son patient Chaim, Mira Rothenberg écrit : « Les miroirs exerçaient sur lui une véritable fascination. Il contemplait son reflet et se faisait des grimaces [...] "Mourir, méchant garçon", disait-il[39]. »

Au sujet de son fils, Françoise Lefèvre évoque : « Tu ne supportes pas les miroirs. Quand tu te vois dedans, tu

[38] Henri Rey-Flaud, *Les enfants de l'indicible peur*, *op. cit.*, p. 260
[39] Mira Rothenberg, *Des Enfants au regard de pierre*, *op. cit.*, p. 121

hurles et dis que c'est un autre qui est là, et tu n'aimes pas cet autre qui te fixe avec un œil si noir[40]. »

La flaque d'eau, en renvoyant l'image de Sébastien, le rassure. Il est bien en vie et si l'image vient à disparaître, la panique revient.

Certains autistes pratiquent le jeu devant un miroir qui consiste à apparaître et disparaître, puis réapparaître, ainsi de suite. C'est là encore une façon de se rassurer pour eux. Cela est la projection de l'anéantissement et du morcellement, suivis du retour à l'intégralité, comme dans un puzzle.

Concernant Chaim et le fils de Françoise Lefèvre, ces enfants n'ignorent pas que le reflet dans le miroir, c'est eux-mêmes. D'emblée, Chaim fait une séparation et traite le reflet comme s'il était la partie méchante de lui-même, qu'il faut détruire. Il commence à avoir un certain contrôle, toujours dans le but d'aller vers l'Autre. Pour le fils de Françoise Lefèvre, il est terrorisé en se reconnaissant dans le miroir. Il est un danger pour sa mère et dirige sa haine contre son reflet, et fait une construction, considérant qu'il ne peut s'agir que d'une partie de sa personne, celle qui risque de détruire sa mère et l'Autre. Tout comme Chaim, il amorce une séparation entre la partie de sa personne qu'il juge acceptable, ne comportant pas de danger pour l'Autre, et la seconde partie, qui est criminelle, pense-t-il dans son inconscient. Un contrôle se met en place progressivement. Ces enfants sont moins intransigeants avec eux-mêmes, ils acceptent qu'une partie d'eux-mêmes soit agressive, et ils arrivent à exercer un contrôle sur celle-ci. Ils ne se sentent plus totalement méchants, mais ils commencent à prendre conscience que méchant et gentil peuvent cohabiter en une même personne, c'est bien ce qu'avait entrevu Mélanie Klein et certains de ses confrères.

---

[40] Françoise Lefèvre, *Le Petit Prince cannibale*, *op. cit.*, p. 121

Dans leur petite enfance, ils se vivaient comme étant un danger pour leur mère et inversement. Chaim et le fils de Françoise Lefèvre arrivent enfin à composer avec leur agressivité, le pas vers la mère va pouvoir s'amorcer. Ils commencent à renoncer à vivre dans un climat où tout est destruction, c'est un immense progrès.

Une fois de plus, on peut constater que c'est bien cette agressivité refoulée qui est à l'origine du retrait des autistes, tout ce qui va atténuer cette agressivité (ce sont les enfants qui trouvent eux-mêmes le chemin, mais on peut les y aider) ouvrira la route vers l'Autre.

# Autisme et émotions

L'autiste est tout à fait capable d'exprimer des émotions, mais là encore, il fait une sélection.

La douleur, la fatigue, la chaleur excessive, le froid intense, etc., vont entraîner chez lui des réactions émotionnelles instinctives comparables à celles des non autistes. Dans le cadre familial, les parents constatent que le comportement de l'enfant autiste est bien différent de celui de ses frères et sœurs. Ce lien affectif si puissant qui attache l'enfant à sa mère ne s'exprime pas ou semble absent, en agissant ainsi, l'autiste se tient à distance de l'Autre, il évite la relation.

Selon une étude réalisée entre autres par Marian Sigman[41] et citée par Uta Frith[42], « les enfants autistes se sont montrés ravis d'être parvenus à assembler les pièces du puzzle qui leur était soumis. En revanche, seuls les enfants non autistes manifestent leur fierté en se retournant vers les personnes présentes pour guetter leurs réactions. »

Tous les enfants sont satisfaits de leur réussite et expriment leur joie. Là, on n'est pas dans la relation : on réussit, on est content de soi. Le groupe des non autistes attend des félicitations de l'entourage, ce que ne peuvent faire les autistes. Pourquoi ?

Attendre quelque chose de l'Autre, c'est établir une relation avec lui, or, pour l'autiste, cela est impossible. En

---

[41] C. Kasari, M. Sigman, P. Baumgartner et D.J. Stipek, « Pride and mastery in children with autism », in *Journal of Child Psychology and Psychiatry*, 1993, 34, p. 353-362

[42] Uta Frith, *L'énigme de l'autisme*, *op. cit.*, p. 172

effet, il est renvoyé à ses premières semaines de vie, période à laquelle il a dû se mettre à distance de sa mère afin de la protéger de l'agressivité inconsciente qu'il développait à son égard et de la peur qu'il avait d'elle en retour. Rien n'a bougé, le danger est partout, il faut garder ses distances. C'est ce que font les enfants autistes cités plus haut, qui ne peuvent et ne veulent rien attendre de leur entourage contrairement aux gestes spontanés des autres enfants.

En toute circonstance, la conduite de l'autiste est toujours la même : ne pas établir de relation qui l'engage en face de l'Autre. Tout doit rester dans la banalité, dans la neutralité.

Un autiste peut être attristé en voyant des personnes dans la misère et se réjouir de l'amélioration de leurs conditions. S'il était directement à leur contact, il serait dans l'incapacité d'exprimer sa sympathie à leur égard, en proie à un profond malaise et au désir de fuir, le vide se faisant dans sa tête. Là, aucune émotion ne passe. Il semble insensible et sa construction inconsciente est toujours la même : prendre ses distances.

L'émotion dans la relation entraîne le rapprochement physique et par la pensée. On prête des sentiments à l'Autre, c'est une démarche impossible pour l'autiste car il craint inconsciemment de mettre l'Autre en danger, ce qui par conséquent le met lui-même en danger. C'est la panique et la fuite.

Communiquer avec un autiste est difficile. Il faut rester dans le domaine des banalités, des informations alors que nos faits, gestes et pensées sont liés à des états d'âme, des sentiments, des émotions. L'autiste se refuse à entrer dans la pensée d'autrui et inversement, on n'arrive pas à savoir ce qu'il pense. Il dresse un mur protecteur entre lui et l'Autre, toujours pour les mêmes raisons (la protection de l'Autre et de lui-même). Tout ce qui est du domaine de l'intime est insupportable pour l'autiste, cette proximité par la pensée est impossible et il évite toujours ce type de situation qu'il sait inconsciemment ne pas pouvoir soutenir.

L'humour, les jeux de mots, les sous-entendus, qui demandent une certaine complicité entre deux personnes, les autistes ne peuvent les comprendre car cela suppose d'établir un lien par la pensée avec l'Autre.

L'autiste est donc contraint de rester seul et isolé, et ce n'est pas une situation qu'il a choisie, mais qu'il subit sans se plaindre. C'est une façon d'exprimer sa culpabilité. Comment comprendre cela ?

Chez l'autiste, l'émotion existe, elle n'est bloquée que dans la relation à l'Autre. L'Autre étant un humain, le blocage n'existe pas avec l'animal. L'émotion rapproche, or l'autiste doit garder ses distances donc il annihile ses émotions. Une question se pose : quand l'enfant a renoncé à prendre le sein maternel, par peur inconsciente de faire du mal à sa mère et de se mettre lui-même en danger, pourquoi ne s'est-il pas exprimé émotionnellement ? Je tenterai de répondre à cette question par la suite.

En agissant ainsi, l'enfant aurait évité de basculer dans l'autisme. Sortir de l'autisme, c'est arriver à s'exprimer émotionnellement en face de l'Autre.

# Autisme, parole, langage

Ne pas parler rend la relation à l'Autre plus difficile. L'autiste fait ce choix volontairement pour protéger l'Autre de son agressivité inconsciente, mais aussi et en même temps pour se protéger lui-même ; c'est une façon pour lui de prendre ses distances.

L'autisme s'installe à l'orée de la vie, quand l'enfant hésite puis renonce à la voie du plaisir près de sa mère et s'éloigne d'elle. On a l'impression qu'il s'est « coupé » de sa mère et qu'il est devenu étranger à tout ce qui l'entoure. En réalité, il a « aménagé » la relation, devenant inconsciemment le maître de la situation qu'il impose à tous.

Au moment où la parole doit se mettre en place, l'enfant est déjà dans l'éloignement. Il va moduler à sa convenance le moment où il pourra s'exprimer verbalement. Il va devoir trouver une solution qui consistera à parler sans que cette parole ne constitue un lien avec l'Autre, pour pouvoir garder ses distances.

Spontanément, le jeune enfant est stimulé par sa mère, les échanges se font et la progression est en route. Dans le cas de l'autiste, l'enfant aussi a ce désir d'aller vers l'Autre, mais en même temps, comme je l'ai déjà expliqué, il se contraint à se retenir, **il est pris dans une infernale contradiction qui est le problème de l'autisme.**

L'autiste n'est pas en dehors de la relation, il est dans une relation **particulière** avec l'Autre, qui est faite de distance à maintenir, d'allers et retours (balancements, objets tournants...), de préservation de sa personne (puzzle, miroir). Jour et nuit, il est envahi par cette agressivité inconsciente qui entraîne cette culpabilité agie. Sa vie est un enfer, il ne connaît jamais le repos.

La parole est un moyen d'aller vers l'Autre, d'échanger, de se rapprocher ; rester mutique, c'est entraver ce processus, mettre une distance avec la mère et plus tard avec l'Autre.

Mais l'enfant est aussi curieux, avide de savoir, de comprendre ce qui l'entoure. Il acquiert des connaissances à l'insu de tous et un jour, il se met à parler, au grand étonnement de son entourage, sans être dans la relation.

Les gazouillis du jeune enfant vers 6/7 mois s'adressent à la mère. Pour l'autiste, ils sont dans le vide, la distance est déjà prise avec la mère et il ne va pas pouvoir profiter de la stimulation qui vient d'elle, qui l'aurait accompagné vers la parole, vers le langage.

Beaucoup de parents d'enfants mutiques rapportent qu'ils ont surpris leur enfant en train de parler tout bas, mais dès qu'ils se sentent écoutés, ils s'arrêtent. Cette réaction prouve bien que l'enfant établit un lien entre lui et l'Autre par l'intermédiaire de la parole. Sa volonté de rupture est manifeste quand il cesse de parler. Le pont qu'aurait constitué la parole est brisé par l'enfant qui décide et s'impose le silence, toujours pour les mêmes raisons.

Voici trois exemples rapportés par Frances Tustin[43] :

- Lord Macaulay, mutique jusqu'à quatre ans, aurait parlé pour la première fois à quatre ans, après que sa nurse lui eut renversé de l'eau chaude sur le pied. Alors que cette dernière tentait de le soulager, Lord Macaulay aurait dit d'un coup « Vous pouvez maintenant arrêter vos efforts, la douleur a considérablement diminué ».

---

[43] Exemples rapportés dans H. Rey-Flaud, *Les enfants de l'indicible peur*, *op. cit.*, p.225

- Un autre enfant, mutique jusqu'à cinq ans, aurait un jour déclaré « Cette tartine est brûlée », expliquant ensuite qu'il n'avait jamais parlé auparavant car il n'avait à se plaindre de rien[44].
- Un dernier enfant autiste dont les premiers mots furent « Pauvre petit bébé Johnny laissé tout seul sur l'île ».

Ces trois exemples ont un point commun : ces jeunes autistes se considèrent comme des victimes, Lord Macaulay brûlé par sa nurse, la tartine brûlée présentée au second enfant et enfin Johnny qui se sent délaissé dans le troisième exemple. D'habitude, ces enfants se vivent inconsciemment comme agresseurs de l'Autre et donc coupables, mais là, la situation est inversée, le coupable, c'est l'Autre, ainsi ces enfants deviennent les victimes donc le danger ne vient plus d'eux, mais de l'Autre. Parler devient alors possible puisque c'est l'Autre qui est une menace pour eux. La parole est une passerelle vers l'Autre qu'ils peuvent alors utiliser.

Pour certains enfants autistes, le désir d'apprendre, de progresser, leur curiosité personnelle, éventuellement une rivalité dans la fratrie vont les pousser à parler parce que la parole va devenir nécessaire à leur progression, mais cette parole restera un outil de communication, elle ne sera pas utilisée à des fins d'échange ou de relations.

Comment expliquer que certains enfants mutiques vont soudain lâcher un mot, une phrase bien adaptée à la situation présente et puis retomber dans le silence ?

Tous ces enfants se soumettent à un contrôle permanent pour ne pas laisser échapper un mot qui risquerait de créer un lien avec l'Autre. Mais certaines situations imprévues peuvent soudain les déstabiliser quelques instants. Echappant à leur contrôle rigoureux, la parole va surgir sous la forme

[44] Frances Tustin, *Les Etats autistiques chez l'enfant*, 1986, Seuil, p. 158-159

d'un mot, d'une phrase, et puis plus rien ; c'est très rassurant pour l'entourage !

Comment parlent la plupart des enfants autistes et plus tard les adultes ? Le plus souvent on constate que leur voix est rauque, nasillarde, peu ou pas modulée, monotone, inexpressive, sans vie. Le contenu de leur conversation se limite à des échanges d'informations, de banalités, ils vont au plus court et cherchent à abréger la communication. On ne peut noter aucun échange réel, jamais rien d'affectif, la conversation est empreinte d'une sorte de neutralité. En effet, la parole, le langage s'acquièrent et se développent dans la relation à l'Autre. Pour l'autiste, c'est impossible donc c'est lui qui va construire un « outil » neutre, sans vie : sa voix, modifiée de telle façon qu'il puisse communiquer sans établir de vraie relation. Cette contrainte qu'il s'impose lui permet de se tenir à distance de l'Autre et de maintenir cet Autre à distance, tel est son souhait.

La voix reflète nos émotions, ainsi la joie, la tristesse que nous ressentons est facilement identifiable par l'entourage. L'autiste a très bien compris que l'on peut se servir de celle-ci pour se rapprocher de l'Autre, le séduire ou bien le tenir éloigné. C'est la raison pour laquelle il se forge une voix monotone, sans vie, lassante pour ceux qui l'écoutent et qui vont finalement se détourner de lui. C'est bien ce qu'il souhaite.

Que ce soit dans un texte écrit ou dans le langage parlé, l'autiste ne sait pas identifier l'ironie, la sournoiserie, la bienveillance feinte, les jeux de mots, l'humour, etc., il ne comprend que le sens littéral des mots. Un jeune autiste auquel on dit « donne-moi ta main » peut être pris de panique, pensant que l'on veut qu'il se coupe la main pour la donner, au sens littéral. Ce type de réaction est impensable chez les autres enfants. Pourquoi ?

L'expression « donne-moi ta main » constitue un jeu avec les mots. Pour être comprise, cela suppose une certaine connivence avec l'Autre, il y a un échange entre deux personnes tel que la pensée de l'un est saisie par l'Autre. Pour l'autiste, on est dans la relation et c'est insupportable.

Lorsqu'on s'adresse à quelqu'un, on parle en modulant les sons, en les adaptant aux circonstances, le débit est plus ou moins rapide, réglé en fonction de ce que l'on souhaite faire passer à l'Autre, les intonations sont dosées, voulues. Dans une circonstance identique, l'autiste va s'exprimer avec une voix monotone, sans modulation, fatigante pour l'auditoire. De plus, il fait tout son possible pour abréger la conversation. Il communique, mais ne s'adresse à personne, il fuit l'échange, il est hors de la relation, pris par la nécessité de maintenir ses distances.

Dans la vie courante, tout échange verbal ou écrit laisse apparaître nos intentions, nos émotions que l'Autre décrypte pour pouvoir répondre à bon escient. L'autiste s'interdit de faire ce travail qui l'entraînerait vers l'Autre. Mettre une barrière entre lui et l'Autre est sa plus grande préoccupation.

Chez l'autiste, la parole et le langage, s'ils arrivent à se mettre en place, vont être perturbés. En effet, les études de Piaget prouvent bien que la première étape du développement c'est la période qu'il qualifie d'intelligence sensori-motrice, l'enfant appréhendant le monde à travers ses organes des sens. **Ensuite et seulement alors** la sociabilité et l'affectivité pourront s'installer, la parole et le langage se rattachant à la première. Or, dans l'autisme, le blocage se situe à l'étape précédente (intelligence sensori-motrice), donc travailler sur le langage ou les affects constitue un non-sens puisque le socle sur lequel ils doivent s'appuyer est partiellement absent.

# Autisme
# et performances intellectuelles

Référons-nous à nouveau aux travaux de Piaget, Wallon et Malrieu qui précisent que « de 0 à 3 ans, l'intelligence est sensori-motrice, ne pouvant être séparée de l'affectivité[45]. »

Tout est lié, quand un enfant se met à distance de sa mère et des Autres en utilisant ses organes des sens (mains devant les yeux, mains plaquées sur les oreilles, etc.), il freine aussi sa motricité (sauf dans ses mouvements d'agitation incontrôlés), ainsi que son intelligence, c'est pourquoi certains autistes semblent déficients intellectuellement. Tout ce qui relève de la sphère sociale et affective est également bloqué.

Comment expliquer que quelques autistes soient capables de réaliser des performances intellectuelles hors du commun alors qu'ils vivent en retrait du monde avec des échanges très limités ? Tous ces enfants qui paraissent être « coupés » du monde sont à l'écoute de ce qui se passe autour d'eux.

Le désir d'apprendre, de comprendre, leur propre curiosité poussent ces enfants à progresser sans établir de relation avec l'Autre. Ils créent autour d'eux une sorte de « bulle virtuelle », ils se mettent « entre parenthèses », ce qui leur permet de continuer à avancer sur le plan intellectuel sans être dans l'échange. J'ai personnellement

---

[45] Paul Cesari, *Psychologie de l'enfant*, *op. cit.*, p.88

utilisé cette façon de faire, c'est ce que font tous les autistes qui parviennent à s'insérer dans la société.

Dans la population, il existe un faible pourcentage de gens ayant une intelligence très supérieure à la moyenne, on retrouve ces mêmes proportions chez les autistes.

Parler de retard mental chez certains d'entre eux est bien hasardeux. Le blocage sensori-moteur et intellectuel empêche l'intelligence de se manifester, elle est présente, mais masquée. Il est évident que si ce blocage n'est pas levé assez rapidement, l'intelligence ne pourra se développer.

Tous les tests que l'on peut faire passer à ces enfants montrent qu'ils sont dans l'incapacité de se mettre à la place de l'Autre, de lui attribuer des pensées, des intentions. C'est évident puisqu'ils s'imposent de vivre en dehors de la relation et qu'ils se tiennent à distance en permanence.

Au moment de l'apprentissage de la lecture, tenir compte du contexte pour comprendre une histoire représente une difficulté pour l'autiste. Il lui faut rapprocher des idées, donner un sens au texte c'est se projeter, être dans la relation, être en face de l'Autre, autant de situations impossibles pour lui. Finalement, il arrive à faire un aménagement en créant autour de lui une sorte de bulle virtuelle qui va lui permettre de comprendre tout en restant isolé.

Personnellement, j'ai pratiqué ainsi durant de nombreuses années. Ceux qui ne trouvent pas spontanément cette voie, on parvient à les aider par certaines méthodes utilisées de nos jours.

Comment expliquer que dans tout travail, toute réalisation, l'autiste s'attache au détail, le résultat global ne semblant pas être primordial pour lui ?

On a vu que dans l'apprentissage de la lecture, l'assemblage des mots ne lui posait pas de problème, mais qu'il était beaucoup plus difficile de saisir le sens de la phrase et de le relier au contexte (résultat global). Les mots isolés ne conduisent pas à la relation, la phrase reliée à son contexte y conduit par projection, on se met à la place de quelqu'un, on est plus ou moins dans l'échange, ce qui est intolérable pour l'autiste.

Pour réaliser un portrait, un artiste va d'abord tracer rapidement le contour puis procéder à la mise en place de détails, d'où va ressortir une personne prise à un moment précis avec ses pensées, ses sentiments qui vont s'exprimer sur la toile. L'autiste va partir d'un détail anodin et procéder comme pour un puzzle en positionnant les éléments les uns à côté des autres pour parvenir au portrait qui sera fidèle, mais figé, sans vie.

L'artiste essaye de comprendre son modèle et de le reproduire en laissant transparaître les émotions, il pénètre dans l'intimité de l'Autre et va « fouiller » dans ses sentiments. C'est une démarche impossible pour l'autiste qui part du détail (vide de sens) et parvient au global sans pouvoir se mettre à la place de l'Autre. Un nez, une bouche, des yeux pris séparément n'expriment rien, placés dans un portrait, ensemble ils animent et donnent une expression à un visage.

Quand un autiste regarde quelqu'un, il sépare, il morcelle, il ne voit pas l'Autre, mais seulement des éléments divers, l'Autre n'est plus une personne avec des sentiments, il échappe à la relation pour maintenir ses distances et ainsi protéger l'Autre de l'agressivité inconsciente à son égard, mais aussi se protéger lui-même du risque qu'il prend d'être agressé en retour.

De plus, l'autiste se désintéresse de l'œuvre qu'il réalise, contrairement à l'artiste qui voit la possibilité d'être reconnu à travers son travail, lequel pourra éventuellement avoir une valeur marchande. Pour l'autiste, être félicité est insupportable, il fuit toute relation.

Dans toutes ses activités, il fera toujours la même démarche, il ira du détail vers le global, c'est le puzzle qu'il construit et qui est si rassurant pour lui, puisque, dans son inconscient, c'est la certitude de ne pas se perdre. En effet, j'ai déjà expliqué que l'autiste vit dans un perpétuel mouvement de va-et-vient vers l'Autre, dont il se met à distance pour éviter que le couple agresseur/agressé n'apparaisse. En face-à-face il a l'impression de ne plus exister, de se morceler, de se perdre dans le « Grand Néant Noir » comme le dit Donna Williams, déjà citée. Il en résulte une peur panique de tomber en morceaux, de ne plus pouvoir revivre si des morceaux se perdent comme l'expliquent certains enfants. Il s'agit bien là d'un retour à une étape antérieure – le morcellement – qui précède l'unicité (la personne étant un tout). Ces enfants ne tiennent pas à rester à ce stade, mais il semble que ce soit moins dangereux pour eux que l'unicité.

Quelques jeunes autistes imposent à leur entourage des mots de substitution, tel le petit Elian, dont le cas est évoqué par Henri Rey-Flaud dans son livre *Les enfants de l'indicible peur*[46]. Cet enfant interdisait de prononcer certains mots : « école » était devenu « centre », « travail » était devenu « boulot », « écrire » était devenu « marquer », Elian se mettant très en colère chaque fois que l'on ne respectait pas ses règles.

Les mots constituent un pont entre soi-même et l'Autre, praticables par l'un et par l'autre. Il n'y a pas de distance, le pont pouvant être franchi par l'un ou par l'autre à tout moment. Pour l'autiste, c'est une situation qui le laisse sans protection, pour garder le contrôle, il place des règles et reste ainsi le « maître du jeu », il gère à sa convenance. Une fois de plus, c'est lui qui impose sa loi. Pourquoi un tel comportement ?

---

[46] Henri Rey-Flaud, *Les enfants de l'indicible peur*, *op. cit.*, p. 352

Le mécanisme est toujours le même, il s'agit pour l'autiste de garder ses distances, de ne pas être surpris par quelqu'un qui entrerait brutalement dans son « périmètre de protection ». Les mots imposés sont autant de gendarmes qui veillent à maintenir une distance entre lui et l'Autre.

La petite patiente de Bettelheim[47] jouait avec les mots, très angoissée, elle répétait sans cesse « *weather* », or ce mot dans sa bouche correspondait à « *we ate her* », ce qui n'est pas anodin. Cette fillette résidait dans une institution où se trouvaient de nombreux autistes, elle parlait en leur nom.

Les premières difficultés de cette enfant ont commencé pendant les premières semaines de sa vie. Elle est restée accrochée à cette période sans pouvoir vraiment progresser.

Freud indique clairement la présence d'éléments refoulés d'ordre agressif à ce stade. Anna Freud, Mélanie Klein, Jones, Abraham, Winnicott, Lacan, tous insistent sur **l'importance de l'agressivité chez le tout-jeune enfant, parlant de *pulsions agressives* et *d'agressivité innée* dont il faut tenir compte.** Dans le cas de cette enfant, la peur de détruire la mère en prenant le sein apparaît ici avec une extrême netteté. L'enfant dit « *we* (nous) *ate* (mangions) *her* (elle) ». C'est bien l'enfant qui est agressive, elle s'exprime au nom de tous ses semblables et elle dit « *we* (nous) *ate* (mangions) », il s'agit bien de mettre dans la bouche, c'est le bébé qui prend le sein, et enfin « *her* (elle) » qui ne peut désigner que la mère. La terreur de l'enfant est due au fait qu'elle pense qu'elle va détruire sa mère en la mangeant (on est bien au stade oral) et qu'en retour elle sera détruite par cette dernière. Dans la tête d'un autiste, **tout est violence,** lui et également l'Autre, tout est mauvais. Il considère

[47] *Ibid*, p. 347-348

d'abord que tout est soit totalement mauvais soit totalement bon puis va progresser jusqu'à pouvoir comprendre que les deux peuvent coexister dans la même personne – lui et l'Autre. Cette fillette n'a pas su trouver le bon équilibre qui lui aurait permis de prendre le sein sans détruire, elle aurait pu trouver du bonheur auprès de sa mère, au lieu de cela, elle continue à « buter » sur le même obstacle, terriblement angoissée. Elle est contrainte de garder ses distances dans un geste de protection pour sa mère comme le font tous les autistes, mais aussi et surtout pour se protéger elle-même.

Donna Williams, citée plusieurs fois, est une patiente fort intelligente. Elle a mis en place plusieurs stratégies pour pouvoir progresser en tenant compte de son handicap. Ainsi, elle a changé à deux reprises de prénom. Elle procédait comme d'autres autistes, se scindant par la pensée en deux personnes réunies, l'une, Donna la méchante, celle qu'il fallait oublier, et l'autre, Carol, la gentille, la respectable qui méritait d'être considérée. C'était l'une des façons qu'elle utilisait pour essayer de rompre avec son passé. Elle a également appris l'allemand, cette langue étrangère constituant une barrière entre elle et les autres.

Comme on peut le constater, quelle que soit la méthode employée, il s'agit toujours de placer une distance entre soi-même et l'Autre.

Certains autistes dits Asperger sont capables de réaliser des performances intellectuelles. C'est le cas de Christopher[48], polyglotte, dont « la capacité d'acquisition des mots d'une nouvelle langue est phénoménale ». Il est capable de traduire des textes écrits en plusieurs langues, mais se révèle incapable de parler ces mêmes langues. S'il n'était pas autiste, Christopher appartiendrait à une élite

---

[48] Exemple évoqué par Uta Frith, *L'énigme de l'autisme*, *op. cit.*, p.227

intellectuelle, mais il est obligé de composer avec son handicap et, s'il peut écrire et traduire plusieurs langues, il s'interdit de les parler pour éviter d'être dans la relation (il parle très certainement dans sa tête, mais ne le dit pas). Le problème est toujours le même : il faut garder ses distances avec l'Autre, ne pas échanger, rester dans la neutralité.

Qu'est-ce que le syndrome d'Asperger ? Les personnes concernées présentent une intelligence hors normes, associée à l'autisme. Certains enfants surdoués ou précoces sont également autistes et deviendront des Asperger pour certains d'entre eux. Ils apprennent à lire et à parler avant les autres, ce qui masque leur handicap pendant quelque temps. Mais par la suite, ils souffrent des mêmes difficultés que les autres enfants et ils essayent de compenser leur handicap avec les mêmes méthodes. Le but à poursuivre est toujours le même : maintenir ses distances avec l'Autre.

# La responsabilité ?

L'autiste se met en retrait en face de l'Autre, c'est le fait de son agressivité inconsciente, toujours associée à la peur de l'Autre. Beaucoup de psychiatres pensent encore que c'est la mère qui est responsable de l'état de son enfant et que c'est pour cela qu'il se tient à distance, l'agressivité de l'enfant échappant à leur sagacité.

On parle de l'attitude de la mauvaise mère, de femmes incapables de prendre en charge leur nourrisson, déboussolées par leurs cris. On cite des familles dites « équilibrées » avec plusieurs enfants évoluant sans problème, le dernier de la fratrie atteint d'autisme, on essaye d'expliquer que cet enfant est peut-être venu troubler cet équilibre.

On ne parle jamais des enfants qui débutent leur existence dans des familles en difficulté où la priorité n'est pas le nourrisson, l'enfant passant de mains en mains sans que l'on n'ait le temps de se préoccuper vraiment de lui. Ils ne deviennent pas autistes pour autant, certains peut-être, mais pas en plus grande proportion que ceux qui sont entourés d'une grande stabilité, preuve que la mère et l'environnement n'ont rien à voir avec l'autisme de l'enfant.

Cette pathologie a toujours existé, mais avant Asperger et Kanner (vers 1940), personne ne s'y intéressait. Les enfants évoluaient comme ils pouvaient, pour la majorité d'entre eux, les troubles se modifiaient avec l'âge, permettant une insertion plus ou moins bonne dans la société ; les autres restaient profondément handicapés sans parvenir à l'apprentissage de la lecture qui n'était pas proposé dans la mesure où ils restaient mutiques. On sait aujourd'hui qu'un enfant qui ne parle pas est tout à fait capable de lire, de comprendre même s'il n'en manifeste pas le désir.

Si on ne culpabilise plus les mères, beaucoup d'entre elles pensent que si leur enfant est autiste, c'est tout de même en partie de leur faute. Il faut dire et répéter à ces femmes qu'elles ne sont pas responsables de la pathologie de leur enfant et, imprégnées de cette certitude, elles seront plus sereines auprès de lui. Les autistes écoutent, observent tout ce qui se passe autour d'eux, ils perçoivent l'état psychique de leur mère, sentent si elle est stressée, angoissée. Le besoin d'un rapprochement peut se faire sentir, suivi immédiatement de la nécessité d'augmenter la distance toujours due à cette agressivité inconsciente qui se traduit par la peur de détruire et d'être détruit.

Le « Ça » est tout puissant et comporte des éléments refoulés agressifs. Comme je l'ai déjà dit, tous les grands spécialistes du début du XXème siècle ont mis en évidence et insisté sur **l'importance de l'agressivité chez le tout jeune enfant.** Aujourd'hui, personne ne tient compte de ces éléments agressifs alors que c'est pourtant eux qui posent problème au nourrisson. Prendre le sein, pour l'enfant, c'est risquer de détruire sa mère, mais aussi d'être lui-même détruit ensuite. S'il n'arrive pas à trouver un équilibre entre plaisir de prendre et peur de détruire et d'être détruit en retour, alors il est pris dans le doute et la tourmente ; si les éléments agressifs sont très puissants, il va se mettre à distance, le risque de basculer dans l'autisme est alors présent. Il est urgent de rétablir l'équilibre en redonnant du plaisir.

Une mère qui rejette son enfant consciemment ou inconsciemment va entraîner un repli de celui-ci sur lui-même dans la période que Piaget qualifie de sensori-motrice (de 0 à 3 ans). L'enfant va se mettre en retrait par manque de stimulation de ses organes des sens, de sa motricité, en quelque sorte tout est mis « en sourdine », mais prêt à être restimulé par la mère ou un substitut.

Pour l'autiste, ce n'est pas la mère qui le met à distance d'elle-même, mais c'est l'enfant qui installe cette distance entre lui et sa mère. Toute tentative de la mère pour le rapprocher d'elle est vaine, le résultat aboutit à une grande souffrance pour l'enfant qui doit absolument rester loin d'elle pour la protéger de son agressivité inconsciente, risquant lui-même d'être détruit en retour.

Donc l'enfant dépressif se met en retrait parce qu'il ne se sent pas accepté et il est dans l'attente d'être stimulé, l'autiste, lui, se met en retrait uniquement à cause de son agressivité, être accepté ou rejeté par la mère n'est pas son problème. Il est évident que la mère n'a aucune responsabilité dans cette affaire.

J'ai parlé du cas de la petite patiente de Bettelheim précédemment, qui s'exprimait au nom des enfants autistes de l'institution dans laquelle elle avait été placée et qui répétait « *weather (we* – nous, *ate* – mangions, *her* – elle) ». Elle était hantée par cette idée, ainsi que ses compagnons : il s'agissait bien du sein maternel qui était incorporé dans l'imagination de ces enfants et en agissant ainsi, la mère était mangée et détruite et eux risquant cette même destruction en retour. C'est leur agressivité inconsciente qui les avait précipités dans l'autisme.

Que la mère soit particulièrement attentive à son enfant ou qu'elle le délaisse n'a aucune incidence, c'est lui et lui seul qui va opter pour la bonne voie qui le conduira à s'épanouir ou l'autre solution qui va l'engager dans l'isolement. C'est lui qui va devoir renoncer à son agressivité inconsciente, la moduler et s'il n'y parvient pas, alors il va se mettre à distance et culpabiliser. Par la suite, tout reproche, même anodin, entraînera une culpabilité qui le ramènera à cette période de sa prime enfance.

Quand l'enfant fait le choix de s'éloigner de sa mère, il ne s'est pas « coupé » d'elle pour autant, mais il a créé une relation particulière à l'Autre, qui va dérouter son entourage.

Les cris, les pleurs de ces enfants sont des réactions de rage, de terreur, ce n'est pas un appel de détresse lancé à la mère, l'enfant s'est isolé, mais reste réceptif à tout ce qui l'entoure ; toute tentative pour voler à son secours déclenche sa fureur car il se vit comme violent et destructeur. L'aider, c'est se rapprocher de lui, et là, il panique car il craint inconsciemment de détruire la personne qui veut lui venir en aide et toujours, en corollaire, être détruit par elle. Son entourage est dans un profond désarroi.

***La mère n'a aucune responsabilité, c'est l'enfant qui n'a pas su trouver le bon chemin.*** L'autiste s'enferme dans sa « forteresse », dans son « bunker » pour éviter tout contact physique ou par la pensée. C'est une attitude bien difficile à comprendre pour les parents et les soignants. Si l'on a présent à l'esprit que ces enfants baignent dans un climat d'agressivité destructrice permanente, comme je l'ai déjà exprimé plusieurs fois, alors tout devient plus clair.

L'enfant va devoir adopter toute une stratégie pour progresser en gardant ses distances, mais en même temps son agressivité lui fait supposer qu'il va être détruit. En face de sa mère, il a l'impression de ne plus être, de se morceler pour échapper au danger du contact. S'il se perd, c'est la mort dont parlent certains malades évoquant le « Grand Néant Noir » (Donna Williams), s'ils se morcellent, alors c'est le retour à une étape antérieure, avant l'unicité, là où l'on n'est pas encore un tout, mais des morceaux qui peuvent s'assembler tel un puzzle. C'est la raison pour laquelle les jeux du puzzle, du miroir, de la flaque d'eau, attirent ces enfants, ils peuvent faire disparaître, morceler et faire réapparaître, recomposer à l'identique. Ils n'ont rien détruit, ils sont entiers, ils n'ont rien perdu. Que c'est rassurant pour eux !

Ainsi, Donna Williams, déjà citée, disait : « Ma perception du corps entier était morcelée[49]. » Elle exprime ainsi bien son souhait, elle ne veut pas être une personne en face de l'Autre, mais un ensemble de morceaux. En étant une personne, elle se place dans la relation et fait courir un danger à l'Autre autant qu'à elle-même, pense-t-elle inconsciemment. Si elle est morcelée, ce n'est plus une personne, donc elle n'est plus dans la relation, elle échappe à la destruction, mais elle craint de ne pas pouvoir retrouver son unité, d'où la nécessité de contrôler que toutes les parties de son corps sont bien présentes mais aussi séparées. Beaucoup d'autistes font ce type de construction.

Ces enfants souffrent beaucoup. En ne parvenant pas à composer avec leur agressivité inconsciente, leur vie est devenue infernale, mais leur mère ne doit pas se considérer comme responsable et personne ne doit la considérer comme telle.

Il semble bien que ce qui terrorise le plus l'autiste ce ne soit pas la peur de l'Autre mais la peur d'être anéanti en retour, l'origine de cette pensée étant l'agressivité refoulée dans laquelle il baigne en permanence. Elle est bien là cette agressivité, mais personne ne la voit, cependant si on la cherche, on la trouve et ce fut mon cas.

---

[49] Donna Williams, *Quelqu'un, quelque part*, *op. cit.*, p. 314

# L'autiste et l'animal

De nombreux travaux sur l'autisme ont été réalisés, des neuropsychologues, des psychanalystes, des généticiens associent leurs efforts sans vraiment aboutir à des conclusions. Des autistes et leurs parents ont écrit des livres, fait des publications qui témoignent fidèlement de leur vécu quotidien, ces documents permettent de comparer les récits et de constater que l'on retrouve toujours, sous des aspects différents, les mêmes comportements. Tous ces témoignages mettent en évidence la façon dont ces enfants réagissent face aux humains, mais rien n'est dit de leur conduite face à l'animal.

Personnellement, dans mon enfance, quand je me sentais triste, l'esprit dans le vide, apathique, le fait de pouvoir courir vers ma chienne me transformait. Je la prenais dans mes bras, la caressais, son souffle sur mon visage me remplissait de joie, je revivais, mon visage s'illuminait, ma fatigue disparaissait, j'étais heureuse quelques instants. Tout ce plaisir que j'éprouvais, je ne pouvais pas le trouver près des humains, je n'étais que tristesse. Pourquoi ?

L'autiste a un bon contact avec l'animal, mais avec les humains, tout se bloque. C'est cette agressivité inconsciente (dont j'ai déjà longuement parlé) qui est à l'œuvre en face des humains. Elle n'existe pas face à l'animal, c'est ce qui est à l'origine de la différence de comportement.

L'autiste obéit à cette contrainte psychologique qui lui impose de se tenir à distance de sa mère et de l'Autre, mais avec l'animal, il n'y a aucune contrainte, il peut s'exprimer émotionnellement et s'extérioriser.

Quelques psychiatres ont compris le bénéfice que pouvait tirer l'autiste de ce contact avec l'animal. Ils ont constaté que leurs petits patients étaient plus calmes, plus détendus pour quelques heures, le retour vers les soignants entraînant la réapparition de leur « mal-être ». Je citerai le cas d'un autiste mutique de 7 à 8 ans auquel son père faisait des reproches. L'enfant se mit dans une violente colère puis se précipita dans l'écurie où se trouvait un cheval et là, serré contre l'animal, il se mit à parler. Sa peur et son stress s'évacuèrent. Il avait là le comportement de tous les enfants de son âge.

Une fois de plus on peut constater que c'est la relation à l'Autre qui pose problème. Pour ces enfants, il y a un danger qu'ils n'arrivent pas à gérer. Avec l'animal, ils ne se vivent plus comme dangereux ou coupables, le contact est possible, tous les organes des sens fonctionnent normalement, leur motricité, leur intelligence ne sont plus freinées, ils n'ont plus à se mettre « entre parenthèses », les émotions émergent, c'est la liberté et le plaisir de vivre.

***Il est évident que pour qu'il y ait un effet bénéfique, cette relation avec l'animal doit être quotidienne et suffisamment longue. L'enfant va rapidement prendre conscience qu'il se sent bien dans une telle proximité et qu'il éprouve un profond malaise près de sa mère et des autres ; les parents eux aussi constatent la différence de comportement.***

Pourquoi certains enfants se mettent-ils à distance de l'Autre (et pas les autres) ? L'Autre est le même pour tous ces enfants, mais certains y voient un danger alors que la majorité n'a aucun problème. C'est donc bien cette minorité qui fait une construction et celle-ci n'est possible que dans la mesure où ils sont agresseurs inconscients ayant peur de l'agression de l'Autre en retour. Si je tiens ces propos, c'est qu'il s'agit de mon vécu. Mes recherches m'ont conduite plus précisément vers les travaux de Mélanie Klein qui avance que la **pulsion agressive est orientée immédiatement vers la mère** et que **l'enfant craint en retour l'agressivité de celle-ci.** Elle décrit aussi le rôle de l'angoisse et de la culpabilité relative montrant que la **compulsion à réparer** est importante. Ce besoin de réparer est en permanence présent dans mon vécu. L'autiste vit dans un climat de violence inconsciente qu'il construit, elle est partout, il ne la voit pas, mais elle dicte tous ses comportements ; cela il est quasiment impossible de le comprendre pour un non-autiste. Un tel comportement mène à une culpabilité agie tout aussi invisible pour un non-autiste.

Temple Grandin, déjà citée, résidait dans une institution où il y avait des chevaux. L'un d'eux avait été isolé dans un box car jugé trop dangereux. Elle prit alors l'initiative de rentrer dans ce box, de caresser le cheval qui la regardait alors même qu'elle connaissait les raisons pour lesquelles cet animal avait été mis à l'écart. Que penser ? Elle savait l'animal dangereux, elle-même se vivait inconsciemment comme telle, d'où une certaine empathie entre eux, de part et d'autre il y avait danger, mais pourtant aucun drame, aucune destruction n'eut lieu ! Cette expérience fut voulue et fut constructive pour elle.

Une chienne, type labrador, serait un bon choix pour accompagner ces enfants qui passeront beaucoup de temps près d'elle. Les parents ne doivent pas intervenir, laissant leur petit évoluer librement. Assez vite, l'enfant prendra l'habitude de se réfugier près de sa chienne quand il se sentira mal, et c'est tout le climat familial qui va s'améliorer.

La mère est une femme fatiguée, dormant peu. Si l'enfant est très jeune, il se réveille souvent en proie à des terreurs nocturnes, à des agitations, dues au fait que la nuit, le « Ça » est tout puissant, les pulsions ne sont plus contrôlées, l'agressivité refoulée se libère et la peur de détruire l'Autre et bien sûr d'être détruit est renforcée. C'est ce qui entraîne le réveil.

Dans la journée, la culpabilité agie s'exprime en permanence, l'autiste passe son temps à maintenir ses distances avec l'Autre, son stress ne cesse jamais. Le fait de pouvoir trouver refuge près de sa chienne va lui donner la possibilité d'échapper pendant quelque temps à la culpabilité agie, l'angoisse va disparaître, le calme va revenir, les stéréotypies vont cesser.

L'animal va inciter son petit compagnon à agir, à prendre des initiatives, des liens vont se créer, l'autiste va chercher à répondre aux demandes de sa chienne et, pour cela, il va devoir se mettre à sa place en observant son regard. Ces réactions, un tel comportement, il ne peut les avoir face à un être humain. C'est bien la preuve que ce sont des problèmes d'ordre psychologique qui sont à l'origine de l'autisme.

Un tel contact va permettre à l'enfant d'éprouver du plaisir, de constater en ouvrant la gueule de l'animal, que sa chienne a de gros crocs, qu'elle peut être dangereuse, mais qu'en même temps elle est douce, léchant volontiers son visage. Elle est capable de mordre, voire de tuer, mais elle peut aussi, par son contact, transmettre sa chaleur : c'est le couple violence destructrice/amour réunis dans le même être. On peut faire le même constat chez les humains, mais pour l'autiste, tout est différent. Il se vit comme un tueur, il est très attaché à sa mère, il l'aime, mais en allant vers elle, il pense inconsciemment qu'il va la détruire, d'où la nécessité pour lui de toujours se tenir à distance.

L'autiste va observer le comportement de l'animal, ce sera pour lui une source de questionnement que peuvent exploiter les soignants ou l'entourage pour le faire progresser. Cette agressivité hypertrophiée que le jeune enfant n'a pas su gérer, il va falloir l'aider à la faire régresser suffisamment pour qu'il puisse aller vers l'Autre et s'exprimer émotionnellement.

Pour améliorer la qualité de vie des autistes, on peut exploiter le bon contact qu'ils établissent avec l'animal, ce qui leur permet de se dégager momentanément de leur culpabilité.

Les documentaires sur les grands singes (gorilles, orangs-outans et bonobos) sont aussi particulièrement intéressants. Les familles de gorilles sont assez proches de l'Homme par leur comportement, les femelles vivent avec leur petit accroché à elles, leurs yeux ressemblent étonnamment à ceux des humains et par projection, une identification au bébé gorille est possible. La mère, avec ses grosses canines, est potentiellement dangereuse, le petit aussi, mais ils vivent en parfaite harmonie. Un travail va se faire dans la tête de l'autiste. S'il est aidé par l'entourage par le biais de remarques appropriées, il va prendre conscience que l'on peut être un danger potentiel pour l'Autre tout en pouvant s'abstenir d'agresser.

Personnellement, j'ai souvent utilisé cette possibilité de me projeter en me remémorant certaines séquences filmées pour évacuer un stress devenu insupportable.

Le contact avec l'animal doit être quotidien et suffisamment long pour en tirer de réels bénéfices. Il faut qu'une relation s'établisse avec l'animal, que l'autiste puisse exprimer des émotions, ce qui confirme bien, comme je l'ai dit, aux parents et soignants que le problème de l'autisme est psychologique (pas de culpabilité en face de l'animal, une culpabilité agie en face de l'humain). L'autiste ne choisit pas de se retirer, de se tenir à distance de l'Autre mais ce sont des contraintes psychologiques qui l'imposent.

Pour progresser, il faut comprendre le mécanisme de l'autisme, les malades se vivent comme tout-puissants et destructeurs, il va falloir atténuer cette violence, cette toute-puissance par des jeux, des dessins, des projections, etc., pour cheminer vers la possibilité d'établir une relation et enfin trouver le chemin du plaisir près des humains. C'est un travail long, difficile, incontournable et l'animal doit rester au cœur du programme.

Le jeune enfant doit être guidé en permanence, l'adulte qui a compris le mécanisme de l'autisme va pouvoir se prendre en charge. C'est un travail de tous les instants puisque toute activité, toute pensée est un pas vers l'Autre que l'autiste est contraint de bloquer par tous les moyens possibles. Il doit identifier, analyser ses comportements, ses blocages qui sont toujours le reflet de son agressivité sous-jacente et par conséquent la peur de l'Autre qui le pousse à se retirer et à mettre une distance entre eux. La famille constitue un soutien indispensable. Le « Moi » doit s'imposer au « Ça » pour finalement le placer sous son contrôle. Le vécu destructeur va s'atténuer et un sentiment de culpabilité va enfin trouver sa place, accompagné de facteurs émotionnels. Il faut du temps, beaucoup d'efforts, un travail incessant, et la présence de l'animal pour pallier les périodes de découragement inévitables.

En conclusion, nous pouvons dire que le comportement de l'autiste avec l'animal est dans la « normalité ». La relation qu'il ne peut établir avec les humains devient possible, il la recherche, il apprécie le contact physique avec l'animal, l'empathie fonctionne, les émotions s'expriment librement. Si le problème de l'autisme était d'ordre neurologique, il est évident qu'aucune relation ne serait possible, pas plus avec l'animal qu'avec l'humain.

# Autisme et vaccination

Certains parents pensent que le triple vaccin ROR (rougeole – oreillons – rubéole) qui se pratique vers l'âge de douze mois serait à l'origine de l'autisme de leur enfant, on parle moins du Tétracoq (tétanos – diphtérie – coqueluche – poliomyélite) injecté à trois, quatre et cinq mois. Il n'y a aucune raison d'incriminer l'un et pas l'autre.

La maladie s'installe quand l'enfant n'arrive pas à composer avec son agressivité inconsciente dans les premières semaines de vie, comme expliqué déjà de nombreuses fois. Certains enfants vont être bloqués précocement et se replier sur eux-mêmes, c'est une minorité. Les autres vont hésiter entre agressivité inconsciente destructrice et plaisir et opteront finalement pour l'une ou l'autre voie vers l'âge de 10/12/14 mois, quelques fois encore plus tardivement. L'autisme va se développer progressivement sans que l'entourage ne s'aperçoive vraiment de la transformation en cours.

La plupart des vaccinations s'accompagnent de fatigue, douleurs, fièvres plus ou moins importantes, le jeune enfant éprouve alors le besoin de se faire câliner, dorloter, mais pour l'autiste, qui commence à prendre ses distances avec sa mère sans que celle-ci ne s'en rende compte, tout va éclater brutalement. Le retrait qui s'amorçait et conduisait à un isolement progressif va soudain être accéléré. L'explication est toujours la même, l'agressivité inconsciente avec son corollaire qu'est la peur de l'Autre va se trouver exacerbé, l'enfant fiévreux, fatigué, a besoin de contact physique avec sa mère, mais sa peur panique de l'Autre l'oblige à s'en éloigner d'où un conflit explosif qui accélère le processus de mise à distance. C'est une contradiction insupportable pour l'enfant, qui se traduit par une profonde perturbation, une agitation, une fureur, des cris incompréhensibles pour l'entourage qui n'a pas su voir les changements de comportement qui se mettaient peu à peu en place.

En résumé, on peut dire que la vaccination entraîne la fièvre et la fatigue qui déclenchent le besoin de se rapprocher de la mère, mais conjointement, l'autisme impose l'éloignement d'où l'extrême perturbation de l'enfant. Ceci est la preuve que la vaccination n'est pas à l'origine de l'autisme, mais en est peut-être révélatrice dans certains cas.

Si l'enfant n'avait pas été vacciné, la maladie en cours de développement aurait continué à évoluer de façon plus insidieuse.

# Autisme et genre

Tous les travaux effectués sur l'autisme montrent que les garçons sont beaucoup plus nombreux à être touchés que les filles. Il y aurait environ 80% d'autistes de sexe masculin et 20% de sexe féminin. Pourquoi un tel écart ?

Revenons à la façon dont se constitue l'autisme. Au cours des premières semaines de vie, l'enfant va être confronté au choix suivant : prendre le sein maternel sans détruire ou se tenir à distance de sa mère.

La plupart des enfants optent pour la voie du plaisir en prenant le sein et ils comblent ainsi leur mère de joie. Certains vont rester quelque temps dans l'alternative, différant leur choix, enfin les derniers vont se mettre d'emblée à distance.

Tous les enfants affrontent la même difficulté et dans la majorité des cas, tout se passe bien. Pourquoi les autres sont-ils bloqués ?

Très certainement, ceux qui ont renoncé à leur agressivité inconsciente ou ont été capables de la moduler, ont pu y parvenir en partie car ils ont réussi à s'exprimer émotionnellement. Les pleurs du nourrisson, dans ce cas, lui permettent de se libérer, d'échapper à la culpabilité et de rester près de sa mère. Pour les autres, les pleurs sont bien là, mais les émotions sont bloquées, ils baignent dans une agressivité inconsciente qui les mènera vers une culpabilité agie.

En effet, l'autiste ne s'exprime pas émotionnellement, il pleure de rage, de colère, mais l'émotion qui pourrait le ramener vers l'Autre est absente, l'agressivité, la peur de détruire et d'être détruit sont les plus fortes, empêchant tout rapprochement.

Le sexe féminin a plus tendance à laisser libre cours à ses émotions, c'est très certainement la raison qui explique le faible nombre de filles parmi la population d'autistes. Le sexe masculin est plus dans le contrôle, la rigidité.

Exprimer un sentiment de culpabilité, c'est-à-dire se sentir coupable vis-à-vis de quelqu'un, permet de se rapprocher de cette personne et de se libérer par l'émotion. Pour l'autiste, tout est différent, l'émotion est absente, la seule chose qui compte est son agressivité inconsciente ainsi que la peur de l'Autre, d'où la nécessité de se mettre à distance avec une culpabilité agie qui peut s'installer.

Quelle solution envisager ? Il faudrait repérer le moment où l'enfant s'éloigne de sa mère (refus de manger associé au regard fuyant, pas de réponse à l'appel de son nom, troubles du sommeil, agitation, cris, hurlements, évitement de la mère, etc.), et mettre en place une technique qui favoriserait **l'émergence de l'émotion et le désir de prendre du plaisir** pour que l'enfant puisse se libérer et abandonner la voie du chaos. On pourrait envisager des massages corporels afin de permettre à l'enfant de retrouver le chemin du bien-être, du plaisir pour qu'il soit confronté à un autre choix : le couple plaisir/destruction et non plus le couple détruire/être détruit. C'est une voie possible, il faut agir très tôt et ne pas laisser l'enfant s'enfoncer dans l'autisme.

# Que penser des méthodes visant à insérer l'autiste dans la société ?

Ces méthodes sont indispensables, mais il ne faut pas perdre de vue qu'il s'agit d'insérer et non pas de traiter la maladie. Plus le travail avec l'autiste est commencé tôt, meilleure sera son insertion.
La mère doit être attentive à tout changement de comportement chez son nourrisson. Certains enfants resteront très handicapés si aucun traitement visant à les insérer n'est mis en place, d'autres, moins atteints, garderont des difficultés relationnelles handicapantes, mais compatibles avec une vie sociale.
La mère doit s'interroger quand son jeune enfant dort mal, se réveillant plusieurs fois par nuit en hurlant, lorsqu'il ne veut plus manger, lorsqu'il pleure ou crie sans cause apparente, s'il ne regarde plus en face, ne répond plus à l'appel de son nom, mais réagit normalement aux autres bruits, et accepte mal que l'on s'approche de lui. Le pédiatre doit considérer tous ces faits, essayer d'approfondir la situation et prendre les bonnes décisions.
Comme nous l'avons vu, c'est dans la période de la petite enfance que le « Ça » est tout-puissant selon Freud, les pulsions gouvernent l'individu, le « Moi » n'est pas encore là pour réguler le premier. L'enfant vit centré sur sa mère et toute activité motrice ou intellectuelle constitue un pas vers elle. C'est aussi le temps de l'intelligence sensori-motrice de Piaget, Wallon et Malrieu.

Les méthodes contraignantes utilisées dans certaines thérapies imposent des règles à l'autiste et permettent ainsi une évolution. En effet, ces instances extérieures vont se substituer au « Moi » défaillant du malade, l'obligeant à agir dans tous les domaines et imposant au « Ça » d'occuper de moins en moins de place.
Ce que ne peut faire l'autiste spontanément puisque toute activité est un pas vers l'Autre (donc comportant un risque de le détruire et d'être détruit en retour), il va pouvoir le faire si une force extérieure le lui impose. Ainsi il ne se vit plus comme coupable. C'est une façon de fonctionner que je connais bien pour l'avoir pratiquée. Progressivement, l'habitude s'installe et la contrainte extérieure va pouvoir s'effacer. Que s'est-il passé ?
Cette force extérieure a obligé à agir, mais sans aller vers l'Autre, donc l'autiste a dû trouver un autre « circuit », agir sans être dans la relation, c'est-à-dire créer une sorte de « bulle virtuelle » autour de soi, se mettre entre parenthèses, avoir des activités non orientées vers l'Autre. Un grand pas a été fait vers l'insertion, mais le problème essentiel n'est pas réglé. L'autiste reste en dehors de la relation, il est toujours fixé à ce stade oral où il s'impose de maintenir ses distances avec l'Autre.
Certains malades arrivent à trouver seuls le « circuit » qui va leur permettre de progresser et de s'insérer dans la société. Ils ont su créer cette sorte de « bulle virtuelle » autour d'eux, mais ils restent profondément isolés, handicapés, ils continuent à s'interdire toute vie relationnelle, tout contact affectif.
Quelles sont les méthodes s'appuyant sur une approche éducative et comportementale et qui semblent donner les meilleurs résultats ? Le but ici n'est pas de développer ces méthodes, mais plutôt de présenter brièvement celles qui fonctionnent le mieux.

- La méthode « ABA » est une approche éducative et comportementale qui consiste en une analyse du comportement que l'on associe à une intervention intensive sur la personne pour obtenir la meilleure insertion possible dans la société avec des comportements mieux adaptés en faisant disparaître ceux qui ne le sont pas.Pour que les conditions soient optimales, il faut que les enfants aient **moins de 3 ans**, ils doivent suivre le programme **pendant un minimum de 3 ans**, le but étant qu'ils puissent ensuite rejoindre une scolarité normale. Cette prise en charge marche bien si elle est pratiquée de façon **intensive** environ **40 heures par semaine**. C'est une méthode contraignante et coûteuse, mais elle permet à l'enfant une assez bonne insertion.
- Méthodes utilisant le jeu :
    - Le programme développemental de Denver met l'accent sur le jeu, les relations interpersonnelles, les procédures de développement du langage pragmatique, les techniques pour faciliter la pensée symbolique, la routine du vécu en commun. Il faut commencer dès 12 mois et au moins 20 heures par semaine.
    - La méthode des « 3 I » (**Intensive, Individuelle** et **Interactive**) est développementale, voisine de la précédente, s'appuyant également sur le jeu et l'échange. Elle préconise une prise en charge **le plus tôt possible** et **intensive**, environ **40 heures par semaine**, le but étant de rejoindre une scolarité normale.
- La méthode Pecs s'adresse aux enfants qui ont des troubles de la communication entravant le langage verbal. Elle propose des techniques pour faciliter et développer la communication. Le but est d'améliorer le langage verbal avec l'utilisation des images pour

communiquer, la personne pouvant ainsi exprimer ce qu'elle veut (éventuellement on peut utiliser la langue des signes). On arrive ainsi à remplacer un comportement inapproprié par un autre plus adapté.

- La méthode Teach repose sur le fait que l'autisme serait l'expression d'un déficit neurologique (ce qui n'a jamais été prouvé). On peut dire que si le problème était neurologique, il y aurait seulement quelques personnes atteintes, ce qui n'est pas le cas. Pour contourner le déficit, on utilise la structuration et l'apprentissage de la communication.

La méthode « ABA » et celle des « 3 I » constituent une prise en charge précoce et intensive, c'est le meilleur moyen pour éviter que le jeune enfant ne s'enfonce dans l'autisme et s'y enkyste. **Agir le plus tôt possible, de toute façon avant 3 ans, de façon intensive** (40 heures par semaine) **et sans interruption pourra permettre une scolarisation sans retard et assurera de bonnes chances d'insertion.** Il faut regretter que le coût engendré par ces dispositifs représente un obstacle insurmontable pour certains.

**L'insertion n'est cependant pas la guérison**. La recherche des causes organiques, neurologiques ou encore génétiques ont fait oublié que le retrait de ces enfants qui se mettent à distance de l'Autre par tous les moyens possibles a un sens, une signification psychique. Si certains pédopsychiatres prétendent qu'il existe autant de profils d'enfants autistes que d'enfants atteints, ils oublient de préciser l'essentiel, c'est que tous n'ont qu'**un seul et même but**, se mettre à distance de l'Autre en s'adaptant à ses propres moyens, à sa personnalité.

Dans les années 1940, Bettelheim a avancé que la mère était responsable de la situation dans laquelle se trouvait son enfant. Aujourd'hui encore, certains pédopsychiatres continuent à rechercher chez la mère l'origine de l'autisme de leur enfant.

Pour un jeune autiste, la pire des solutions est l'hôpital de jour suivi d'une déscolarisation puis d'une mise sous camisole chimique à l'adolescence. En agissant ainsi, on abandonne tout espoir de progrès, le malade va finir par s'installer dans une vie végétative avec un avenir qui l'oriente vers l'hôpital psychiatre ou certains lieux de vie encadrés, le médicament n'étant là que pour pallier la défaillance du corps médical.

Essayons de faire le point : dès la naissance il existe des pulsions agressives chez le nourrisson, thèse largement développée par Mélanie Klein, Anna Freud, etc. C'est la période où le « Ça » (les pulsions) est tout puissant et Freud le premier parlait d'éléments refoulés agressifs. Ces pulsions agressives doivent être gérées par chacun de nous pour que la relation puisse s'établir avec la mère, premier interlocuteur du nourrisson. **La majorité des enfants arrivent à composer avec cette agressivité pour se rapprocher de leur mère et y trouver du plaisir, mais cela ne se fait pas sans beaucoup d'émotions qui doivent être extériorisées. Or certains enfants renoncent au plaisir**, se débattent avec colère, angoisse, échappant à l'émotion qui pourrait les ramener vers leur mère. On est alors sur la route de l'autisme. L'enfant va prendre ses distances, s'éloigner, se replier sur lui-même et user de tous les stratagèmes pour fuir le contact, la relation. C'est la raison pour laquelle il faut intervenir dès que l'on constate que l'enfant se met en retrait, les premiers signes étant qu'il ne regarde plus la mère, détourne son regard, pleure, s'agite, dort peu et se réveille souvent. C'est l'enfer pour la mère et l'enfant.

Si l'on attend des mois pour qu'éventuellement un diagnostic soit fait, la situation se fixe, tout se bloque et les chances d'inverser le processus s'amenuisent. La mère sait comprendre ce qui arrive à son enfant très rapidement. Si la prise en charge est d'orientation psychanalytique uniquement, le cheminement sera très long, jusqu'à retrouver le moment où tout a dérapé, c'est-à-dire la phase orale.

Ce fut mon cas personnel, j'ai compris qu'après 40 ans d'analyse, continuer ne m'apporterait rien, mais qu'un travail sur moi-même **de tous les instants** serait bien plus bénéfique.

Etre en permanence à l'écoute de ce qui se passe dans ma tête, dans mon corps, constater des réactions inadéquates, se poser des questions, les comprendre, les affronter, les réintégrer dans un comportement autistique pour les contrôler et les réduire, c'est un travail difficile qui demande un décryptage constant, mais on y prend goût et cette contrainte devient vite intéressante à étudier.

**Seul** il faut se fixer des objectifs, s'imposer une certaine rigueur et faire régulièrement un bilan pour observer le chemin parcouru et ne jamais céder au découragement. C'est une entreprise longue qui demande beaucoup d'efforts, mais qui amène aussi des satisfactions que l'Autre ne voit pas, mais que l'on doit être capable de mesurer soi-même, le but ultime étant la guérison, c'est-à-dire accéder à la liberté dans la relation, la communication et la possibilité d'exprimer librement ses émotions et affects.

# Comment progresser ?

Certains nourrissons se replient très tôt sur eux-mêmes, à tel point que quelques spécialistes ont pu croire qu'il existait d'emblée un repli autistique, d'autres vont connaître un temps d'hésitation, de latence, qui peut faire croire à l'entourage que tout va bien, l'autisme s'installant progressivement. Pourtant, il s'agit du même problème. L'ancrage se situe au niveau du stade oral, le « Ça » impose sa loi, les éléments agressifs refoulés dont parle Freud, largement approfondis dans la première moitié du XXème siècle par Anna Freud, Mélanie Klein, Abraham, Jones, Winnicott et Lacan, sont bien présents. Le jeune enfant, submergé par son agressivité, va renoncer à son plaisir, les émotions étant absentes et va se mettre à distance de l'Autre craignant que ce dernier ne réponde à son agressivité. C'est moins la peur de détruire que celle d'être détruit en retour qui l'anime. Par la suite, une culpabilité agie pourra se mettre en place (Mélanie Klein a travaillé sur cette étape de réparation).

La présence d'un animal familier (plutôt une petite chienne douce) près de l'autiste va lui permettre d'établir un contact en toute sérénité, là, l'agressivité refoulée n'est pas présente, l'enfant est calme, détendu. Tout ce qui est bloqué en face de l'humain (organes des sens, motricité, intelligence, affectivité) fonctionne sans entrave avec l'animal. La tension, le stress disparaissent, le malade et son entourage apprécient ces moments de repos. Avec l'animal, l'autiste établit une relation dans laquelle il prend du plaisir, l'émotion émerge, le contact physique est possible.

Donc, l'autiste vit sous l'emprise d'une agressivité refoulée (c'est-à-dire agresser l'Autre) toujours associée à la peur de l'Autre (réponse de l'Autre à l'agresseur avec risque d'être tué). Il développe ainsi une culpabilité agie pouvant mener à une réparation. Pour progresser, il faut chercher, trouver cette agressivité qu'il est impératif d'atténuer, c'est la condition essentielle pour qu'un rapprochement de l'Autre devienne possible.

Comment procéder chez l'enfant ? Surtout s'il est très jeune, il n'est pas en mesure de comprendre ce qui lui arrive. Il va falloir agir dans deux directions : utiliser des méthodes visant à l'insertion dans la société, et parallèlement atténuer son agressivité.

Comment favoriser l'insertion ? Le jeune enfant est sous l'emprise d'un « Ça » tout-puissant, le « Moi » est pratiquement inexistant à cet âge. Il faut qu'une force extérieure se substitue au « Moi » et oblige l'autiste à agir, c'est ce qui se passe avec les méthodes éducatives contraignantes qui permettent une réelle progression. Les apprentissages sont possibles même avec des enfants mutiques. Ces petits malades doivent être toujours engagés dans des activités pour éviter qu'ils ne se replient sur eux-mêmes et soient embarqués dans des mouvements de va-et-vient, dans des stéréotypies sans fin.

Ces techniques tirent l'enfant de son inaction, les activités proposées ne sont jamais orientées vers l'Autre, ces enfants ne s'adressent à personne, ils créent autour d'eux une sorte de « bulle virtuelle » qui les isole, c'est le seul moyen pour eux de progresser. Cette façon de procéder que l'Asperger a découverte seul, très tôt, poussé par sa curiosité intellectuelle, les autres autistes y parviennent plus tard avec l'aide des soignants.

Comment atténuer l'agressivité inconsciente ? Le contact quotidien à la maison avec une petite chienne va permettre à l'enfant de constater qu'il se sent bien près d'elle, que les gros crocs dans sa gueule pourraient servir à le mordre, voire le tuer, mais que la bête ne s'en sert pas contre lui. Il y a un travail à faire avec l'enfant pour qu'il comprenne que l'animal, potentiellement dangereux, peut lui apporter beaucoup de chaleur. L'autiste, dès les premières semaines de vie, n'a pas su gérer cette agressivité innée (revoir mes propos sur les maîtres de la psychiatrie du début du XXème siècle). Pour lui, elle est partout, chez lui, mais aussi chez l'Autre, ce dernier répondant à l'agression dont il fait l'objet. **Ce n'est pas la mère qui est dangereuse, mais c'est l'enfant qui fait cette construction.**

C'est à force de parler de l'animal, d'expliquer, que l'enfant se posera des questions sur sa propre dangerosité. Les séquences filmées représentant des animaux qui ont un comportement proche du nôtre, les grands singes par exemple, et surtout des femelles gorilles avec leurs petits, vont permettre de faire un travail sur la violence potentielle qui coexiste avec la tendresse de la femelle pour son petit. Ce message doit passer dans la tête de l'enfant qui va se l'approprier progressivement, comprenant que tout n'est pas totalement mauvais ou bon, mais que les deux peuvent exister chez le même animal, il faudra ensuite extrapoler cela à l'humain.

A chaque fois que cela est possible, l'enfant, l'adolescent voire l'adulte pourra pratiquer un sport de combat : la boxe, le rugby ou l'escrime où il sera confronté à l'Autre sans le détruire, sans être détruit, quel progrès dans son inconscient !

Les psychodrames pourront aussi être d'une grande utilité. Faire jouer des scènes comportant des actes agressifs donne à l'autiste la possibilité de parler, de réfléchir sur son propre comportement. Les jeux comportant une part de violence contrôlée peuvent conduire à un travail de groupe. L'enfant ou l'adulte doit prendre conscience de son agressivité, que celle-ci n'est pas obligatoirement destructrice et qu'elle peut prendre place à côté de sentiments affectueux qui peuvent s'exprimer sans détruire.

Les méthodes éducatives utilisées pour aider ces enfants visent seulement à les insérer dans la société, le handicap subsiste. Si on combine méthodes éducatives et travail sur l'agressivité pour parvenir à l'atténuer, à mieux la gérer, alors le mouvement vers l'Autre va pouvoir se faire. L'émotion va émerger, c'est le début du long chemin vers la guérison.

En agissant ainsi, que fait-on ? On en revient à ce stade oral où l'enfant a renoncé au plaisir qu'il pouvait prendre près de sa mère, il s'est mis à distance à cause de cette agressivité inconsciente qui l'habite. Pour accéder à la guérison, il faut prendre le chemin inverse, c'est-à-dire atténuer l'agressivité pour enfin retrouver la voie qui conduit à l'Autre.

Comment procéder chez l'adulte ? Pour l'autiste adulte mal inséré dans la société, les méthodes employées pour les enfants doivent lui permettre de progresser. Pour l'autiste bien inséré, le handicap est toujours présent. Je vais expliquer comment j'ai procédé pour moi-même.

Tout d'abord, j'ai fait un travail important pour comprendre la maladie. En rapprochant un certain nombre d'éléments, début des premiers troubles, comportements, symptômes, en reprenant les travaux de Freud, Piaget et Malrieu sur l'enfant de 0 à 3 ans, mais aussi et surtout les travaux de Mélanie Klein, Anna Freud, Abraham, Jones, Winnicott et Lacan, **il m'est apparu évident que l'agressivité refoulée a un rôle primordial, et que l'intelligence sensori-motrice liée à sociabilité et à**

**l'affectivité dont parlent Piaget, Wallon et Malrieu peut fonctionner dans deux sens opposés : soit pour se rapprocher de la mère, soit pour se tenir à distance de celle-ci.**

Il faut sans cesse être à l'écoute de ses états mentaux, de ce qui se passe dans son corps, ne jamais perdre de vue que l'autiste reste fixé sur le stade oral. Il passe son temps à aller vers la mère, ou son substitut (l'Autre), mais dans le même temps il doit se tenir à distance d'elle pour ne pas la détruire et ne pas être détruit en retour. C'est le passé qui mène le jeu, qui dicte, qui impose sa loi, c'est le « Ça » qui gouverne. L'agressivité refoulée à l'origine de l'autisme doit se modifier, s'atténuer pour devenir compatible avec des sentiments plus tendres. Le recours à des séquences filmées sur les grands singes est très utile, permettant ainsi d'échapper au stress, grâce à la projection. Je m'en suis souvent servie.

Etre à l'écoute de son corps, décrypter ses pensées, savoir que l'on reste fixé sur cette période de la petite enfance, ne pas perdre de vue que c'est l'agressivité inconsciente qui a précipité dans l'autisme, vouloir se battre.

Du matin au soir, l'autiste est confronté aux difficultés qu'il doit identifier, il faut toujours les rattacher au stade oral pour en comprendre le sens. C'est à force de répéter cela que l'autiste va être convaincu qu'il continue à vivre dans le passé. Le désir de changement va prendre place, le « Moi » va progressivement s'imposer au « Ça ». Le recours à des techniques comportementales directives qui vont faire reculer le « Ça » et se substituer momentanément au « Moi » immature ou défaillant, permettra une meilleure progression.

La nuit, le « Ça » occupe toute la place et les pulsions ont libre cours. Le matin, il faut reprendre le contrôle de la situation. Le « Moi » doit gouverner et le malade doit alors faire un réel effort pour démarrer la journée.

Le chemin vers la guérison est long, l'autiste doit s'intéresser à sa maladie, vouloir la comprendre, devenir acteur de sa propre guérison, se prendre en charge, affronter les situations qui l'angoissent, enregistrer ses échecs qu'il doit analyser (en se rappelant toujours qu'il est ancré sur sa petite enfance), pour rebondir et se féliciter de ses progrès quand il constate une amélioration dans sa façon de gérer le face-à-face. Tout ce travail, qui demande un effort régulier et soutenu, apporte au malade de grandes satisfactions. Il a conscience qu'il est en train de se libérer de l'enfermement dans lequel il vit depuis si longtemps, même s'il est bien inséré dans la société.

Au fur et à mesure de ses progrès, l'autiste va s'apercevoir que le contrôle qu'il exerce sur ses organes des sens s'estompe. Il n'est plus paniqué lorsque l'on s'approche de lui, il n'a plus besoin de créer cette sorte de « bulle virtuelle », de forteresse, de bunker qui l'isolait de l'Autre. Le mouvement vers autrui va devenir spontané, l'intelligence se mettant au service de la relation et l'émotion commençant à s'exprimer librement.

Pour l'adulte, effectuer un travail d'aide à autrui constitue une façon d'alléger sa culpabilité (Mélanie Klein évoque une compulsion à réparer importante) et de s'engager dans la relation.

# Autisme de « haut niveau » (syndrome d'Asperger)

Certains autistes font preuve d'une intelligence très supérieure à la moyenne. Ils sont plutôt précoces dans l'apprentissage de la lecture et du langage, les parents sont satisfaits et les troubles autistiques (regard fuyant, isolement, etc.) qui s'installent progressivement passent inaperçus. Vers l'âge de 7, 8 ans, l'entourage va s'apercevoir du repli de l'enfant sur lui-même. Il fuit les contacts affectifs, ne s'intègre pas dans un groupe, a peur du changement, il est attaché à la routine, au répétitif. Ce qui était pris pour de l'originalité chez leur enfant hors norme va finir par interpeler les parents quand ils constatent tous les problèmes qu'il rencontre et l'état d'isolement dans lequel il se trouve. C'est ce qui va les pousser à consulter, bien que les performances scolaires soient toujours là.

Ce trouble envahit toute l'existence de l'enfant, qui vit centré sur sa mère. Toute activité est un pas vers elle, plus tard vers l'Autre, mais en même temps une menace pour elle, et en corollaire pour lui-même en retour. Les autistes, ancrés dans cette situation, ne peuvent plus en sortir si on ne les aide pas à progresser, mais, l'Asperger, avec son intelligence, arrive à trouver une issue qui va lui permettre d'avancer. Il est curieux, avide de connaissance, de savoir, de comprendre, autant de facteurs qui vont le pousser à réagir. Son besoin d'apprendre, de découvrir va constituer un moteur qui n'existe pas chez les autres enfants, ou va apparaître chez eux plus tard.

L'Asperger, avec sa soif de connaissance, va être « piégé » par cette agressivité refoulée comme tous les autistes, mais lui va trouver une issue malgré le handicap. Il satisfait son désir, sa curiosité d'apprendre en séparant les activités intellectuelles des autres activités, de telle façon qu'elles ne soient plus orientées vers la mère ou vers l'Autre, en se mettant dans une sorte de « bulle virtuelle » spontanément. Il renonce ainsi à se servir de son intelligence pour construire une relation. Il est alors libre de progresser comme il le veut dans tel ou tel domaine, puisqu'il ne va pas vers l'Autre. Personnellement, c'est ainsi que j'ai pratiqué.

Les parents d'autistes rêvent d'avoir un « petit Asperger », cependant ils sous-estiment beaucoup la souffrance qu'endurent ces enfants, qui sont capables de faire de brillantes études, donc d'éprouver des satisfactions pour eux-mêmes, mais qui ne peuvent en aucun cas partager, établir une relation, faire des échanges. Pour eux, c'est le désert affectif, ils en sont conscients et en souffrent beaucoup.

Devenus adultes, ils ont du mal à s'intégrer dans la vie active malgré leur potentiel intellectuel. Ils occupent souvent des emplois ne correspondant pas à leur vraie valeur. Leur incapacité à être en face de l'Autre, à établir une relation, les oblige bien souvent à accepter des tâches subalternes. Ils s'en rendent compte, mais ne protestent pas. Dès qu'ils doivent travailler en équipe, ils sont en difficulté et renoncent, généralement. Dans certains cas, la valeur intellectuelle de l'autiste est telle que l'entourage s'adapte à lui pour pouvoir bénéficier de ses remarquables capacités.

Ce qui différencie l'Asperger des autres autistes est cette soif de savoir, de connaître, qui le pousse à se mettre dans une « bulle virtuelle » précocement et spontanément pour satisfaire son désir d'apprendre et de comprendre. Il a réussi à isoler son intelligence qui va pouvoir émerger. **L'intelligence n'est donc plus freinée, mais elle ne doit jamais être mise au service de la relation, elle est souvent cependant utilisée pour dominer l'Autre, le mettre à distance.**

L'Asperger, malgré ses capacités intellectuelles, reste isolé, replié sur lui-même, égoïste par obligation. Etablir une relation sociale constitue pour lui un gigantesque problème, le handicap étant toujours présent.

# Conclusion

L'autisme a toujours existé, Kanner et Asperger ont commencé à s'y intéresser vers 1940, Bettelheim, de 1960 à 1980, a complété leurs travaux, aujourd'hui, de très nombreuses recherches cliniques sont faites, et les parents, les soignants et les autistes eux-mêmes apportent des témoignages et décrivent leur vécu. On s'aperçoit que tous ces malades poursuivent toujours le même but : se tenir à distance de l'Autre. Leurs récits sont multiples et variés, mais parfaitement décryptables si l'on se réfère aux travaux de Piaget, Wallon et Malrieu, mais aussi à ceux d'Anna Freud, Winnicott, Lacan et encore plus particulièrement à ceux de Mélanie Klein qui a compris comment « fonctionne » un très jeune enfant qui n'a pas su gérer ses pulsions agressives.

Pour maintenir cette distance, les autistes utilisent leurs organes des sens, leur motricité, leur intelligence, afin d'essayer de se construire sans jamais établir de lien relationnel avec l'Autre. Cette intelligence sensori-motrice inséparable de la sociabilité et de l'affectivité est mise au service du rapprochement chez l'enfant, au contraire, chez l'autiste, elle sert l'éloignement.

On comprend aisément que pour aller vers la guérison, il va falloir atténuer cette agressivité, l'intelligence sensori-motrice pourra alors s'exprimer dans un sens positif, l'autiste restant fixé sur le stade oral. Il ne vit pas dans « son monde », il établit avec l'Autre une relation particulière qu'il contrôle (l'Autre étant toujours au centre de ses pensées) et qui vise à garder des distances physiques et à ne rien partager sur le plan intellectuel.

Le cas des enfants mutiques qui soudain laissent échapper quelques mots, une phrase pour ensuite se taire, désemparés d'avoir prononcé ces paroles (toujours bien adaptées à la situation, ce qui prouve que l'autiste comprend ce qui se passe autour de lui), montre qu'ils savent que la parole va les conduire à la relation et comme ils se vivent comme dangereux pour l'Autre, craignant toujours en retour leur propre destruction qui viendrait de la part de ce dernier, alors ils font le choix de se taire. Ces mots qui ont surgi, à la surprise de l'entourage, ont échappé à leur contrôle rigoureux, ils vont retrouver leur mutisme et pour en sortir, ils devront comprendre qu'ils peuvent parler à condition de ne pas s'adresser à quelqu'un. Ainsi ils ne sont pas dans la relation, donc il n'y a pas de danger, pensent-ils inconsciemment, et tout devient possible. Les soignants travailleront dans cet axe, certains malades arrivant à trouver seuls le bon chemin.

**L'autiste vit enfermé dans ses contradictions : il souhaite aller vers l'Autre et en même temps, il se l'interdit pour protéger cet Autre de son agressivité inconsciente et se protéger lui-même de la destruction.** L'autiste vit dans un climat de violence permanente. Pour lui, elle est partout, chez lui, chez l'Autre qui risque de lui répondre en représailles, pense-t-il, et autour de lui. C'est cette agressivité qualifiée d'agressivité innée et de pulsion agressive par les psychiatres du siècle dernier qui est à l'œuvre. **Pour l'autiste, établir une relation avec l'Autre, c'est mortel pour ce dernier autant que pour lui-même. Il doit à tout prix garder ses distances.**

Ainsi, Donna Williams, dont le cas a été évoqué plusieurs fois dans ce livre et dans d'autres, est prise dans une infernale contradiction, mais elle a beaucoup progressé : « Autant autrefois je m'étais investie pour maintenir le monde à distance, autant maintenant j'étais obsédée par l'idée de briser cette vitre[50] », pour elle « c'était à l'évidence une résistance intérieure incontrôlable qui [l]'empêchait d'accéder au monde[51]. » Elle le constate, elle souhaite s'intégrer dans la société, donc pouvoir aller vers l'Autre, mais là, elle sent chez elle une « résistance intérieure incontrôlable ». Cette progression s'est faite sans qu'elle comprenne ce qui s'est passé. Pour pouvoir aller vers l'Autre, son agressivité s'est atténuée, mais est cependant restée active. En face de l'Autre, elle reste bloquée, toujours pour la même raison : elle a une peur panique de détruire l'Autre et de perdre sa vie en retour.

Si Donna Williams prend conscience de son agressivité inconsciente et parvient à l'amenuiser encore plus, alors elle va revivre cette période de son enfance où elle hésitait entre aller vers sa mère et prendre du plaisir et se mettre à distance pour protéger celle-ci. Beaucoup d'autistes se rendent compte que si leur insertion sociale est réussie, leur handicap demeure.

Un autre autiste, Birger Sellin, déclare : « Je ne veux plus être enfermé en moi[52]. » Lui aussi souhaite rejoindre ce monde où l'on va librement vers l'Autre, où les échanges sont possibles sans faire courir de risque à l'Autre et par conséquent à soi-même.

Comprendre le mécanisme de l'autisme doit permettre d'aborder le problème de l'agressivité à l'origine du retrait. Pouvoir être en face de l'Autre sans devoir fuir, tel est l'objectif à atteindre. Cette liberté ne peut se gagner qu'au prix d'efforts quotidiens et permanents.

---

[50] Donna Williams, *Quelqu'un quelque part*, *op. cit.*, p. 160

[51] Donna Williams, *Si l'on me touche, je n'existe plus*, *op. cit.*, p. 41

[52] Birger Sellin, *La Solitude du déserteur*, 1998, Robert Laffont, p. 180

# Glossaire

Ce glossaire, en grande partie, s'inspire et reprend des définitions données par Michel Godfryd, dans *Vocabulaire psychologique et psychiatrique* (PUF, Que sais-je ? n°2739, 2011) et par Jean-Claude Filloux, dans *L'inconscient* (PUF, Que sais-je ? n°285, 1961).

**L'Autre :** substitut de la mère
**Le « Ça » :** ensemble des instincts primitifs (pulsions primaires) qui comporte notamment tous les éléments refoulés d'ordre sexuel ou agressif
**Immuable :** qui ne change pas, qui reste à l'identique
**Inconscient :** ensemble des processus qui agissent sur la conduite, mais échappent à la conscience. Pour Freud, l'inconscient est organisé en fonction de trois instances de personnalité qui sont : le « Moi », qui régit la vie relationnelle, le « Ça », pulsion instinctuelle, le « Surmoi », exigence socio-culturelle.
**Le « Moi » :** représente le système conscience/perception. Il désigne l'ensemble des motivations et des actes d'un individu qui conditionnent son adaptation à la réalité, satisfont aux besoins et résolvent les conflits dus aux désirs incompatibles.
**Se projeter :** projeter un sentiment sur quelqu'un
**Pulsion :** phénomène dynamique caractérisé par une poussée qui prend sa source dans une excitation corporelle.
**Refoulé :** mécanisme de défense du « Moi » qui consiste à retenir dans l'inconscient des représentations liées à une pulsion

**Sentiment de culpabilité :** est conscient contrairement à la culpabilité agie, qui elle est inconsciente. La culpabilité s'exprime dans le comportement, les faits et gestes. Elle peut être difficile à identifier.

**Stade oral (ou phase orale) :** première période du développement de la sexualité infantile où le plaisir essentiel est procuré par la tétée. Il s'y associe l'incorporation de l'image maternelle grâce aux informations visuelles, auditives, cutanées, olfactives fournies par les sens.

**Stéréotypie :** répétition continuelle et inadaptée des mêmes gestes, attitudes ou mots

**TOC (trouble obsessionnel compulsif) :** syndrome constitué soit d'obsessions, soit de compulsions (rites), avec retentissement significatif sur les activités habituelles du sujet.

# Bibliographie


- ABRAHAM, Karl, « L'araignée, symbole onirique » (1922) in *Œuvres complètes, Tome 2 : 1915-1925*, Paris : Payot, 1989
- ASPERGER, Hans, *Die Autistischen Psychopathen in Kindersalter* (1944), traduction anglaise par FRITH Uta, *Autism and Asperger syndrome*, Cambridge : Cambridge University Press, 1991
- BARRON, Judy et Sean, *Moi, l'enfant autiste*, Paris : Plon, 1993
- BETTELHEIM, Bruno, *La Forteresse vide*, Paris : Gallimard, 1969
- BUTTEN, Howard, *Quand j'avais cinq ans, je m'ai tué*, Paris : Seuil, 1981
- CESARI, Paul, *Psychologie de l'enfant*, Vendôme : PUF, Que sais-je n°369, 1960
- FILLOUX, Jean-Claude, *L'inconscient*, Vendôme : PUF, Que sais-je n°285, 1961
- FIRINO-MARTEL, Thérèse, *Mon enfant citadelle*, Paris : Fayard, 1996
- FREUD, Anna, *Introduction à la Psychanalyse des Enfants* (1925), traduit de l'allemand par ROCHAT Elisabeth, Paris : Les Editions psychanalytiques, 1931
- FREUD, Anna, *Le Normal et le Pathologique chez l'enfant* (1965), traduit par WIDLÖCHER Daniel, Paris : Gallimard, 1968
- FREUD, Sigmund, « Le Moi et le Ça », in *Essais de psychanalyse*, Paris : Payot, 1981

- FREUD, Sigmund, *Abrégé de psychanalyse*, Paris : PUF, 1985
- FREUD, Sigmund, *Le mot d'esprit dans sa relation à l'inconscient*, Paris : Gallimard, collection « Connaissance de l'inconscient », 1988
- FREUD, Sigmund, « Pulsions et destins de pulsions », in *Métapsychologie*, Paris : Gallimard, 1989
- FRITH, Uta, *L'énigme de l'autisme*, Paris : Odile Jacob, 2010
- GODFRYD, Michel, *Vocabulaire psychologique et psychiatrique*, Paris : PUF, Que sais-je n°2739, 2011
- GRANDIN, Temple, *Ma vie d'autiste*, Paris : Odile Jacob, 1994
- JONES, Ernest, « La psychanalyse et les instincts » (1935), in *Théorie et pratique de la Psychanalyse*, Paris : Payot, 1997
- KANNER, Leo, « Autistic disturbances of affective contact », in *Nervous Child*, 1942-1943, 2, 3, traduction française in BERQUEZ Gérard, *L'autisme infantile*, Paris : PUF, 1983
- KLEIN, Mélanie, *La psychanalyse des enfants*, Paris : Puf : 2009, Collection « Quadrige Grands textes »
- KLEIN, Mélanie, *Essais de psychanalyse 1921-1945,* Paris : Payot, 1989
- LACAN, Jacques, « L'agressivité en psychanalyse » in *Ecrits I,* Paris : Editions du Seuil, 1999
- LEFEVRE, Françoise, *Le Petit Prince cannibale*, Paris : J'ai lu, 1991
- PARK, Clara C., *Histoire d'Elly. Le siège*, Paris : Calmann-Lévy, 1972
- REY-FLAUD, Henri, *L'enfant qui s'est arrêté au seuil du langage. Comprendre l'autisme*, Paris : Aubier, 2008
- REY-FLAUD, Henri, *Les enfants de l'indicible peur*, Paris : Aubier, 2010

- ROTHENBERG, Mira, *Des Enfants au regard de pierre*, Paris : Seuil, 1979
- SELLIN, Birger, *Une âme prisonnière*, Paris : Robert Laffont, 1994
- SELLIN, Birger, *La Solitude du déserteur*, Paris : Robert Laffont, 1998
- TOUATI, Bernard, « Quelques repères sur l'apparition du langage et son devenir dans l'autisme », in TOUATI, Bernard, JOLY, Fabien et LAZNIK, Marie-Christine, *Langage, voix et parole dans l'autisme*, Paris : PUF, 2007
- TUSTIN, Frances, *Les Etats autistiques de l'enfant*, Paris : Seuil, 1986
- WILLIAMS, Donna, *Quelqu'un quelque part,* Paris : J'ai lu,1997
- WILLIAMS, Donna, *Si l'on me touche, je n'existe plus*, Paris : J'ai lu, 1999
- WINNICOTT, Donald, *Agressivité, culpabilité et réparation*, Paris : Payot, 2004
- WINNICOTT, Donald, *La mère et son enfant*, Paris : Payot, 2006

# Table des matières

# Récits, Mémoires, Témoignages
## aux éditions L'Harmattan

*Dernières parutions*

**LES CAHIERS D'IDA**
**Mémoires d'une jeune femme juive, de la Pologne à la France dans la première moitié du XX^e siècle**
*Ida Spitzberg*
*Traduit du yiddish par Jean Spector*
La voix de sa grand-mère Ida c'était le yiddish ; en lui remettant ces cahiers, écrits semble-t-il d'une traite et sans ponctuation, son petit-fils, Daniel Haber, croit avoir compris qu'Ida, cachée à Varenne, en 1944, son mari déporté, recherchée sans cesse par les polices française et allemande, avait été saisie par une sorte d'urgence d'écrire tout ce qu'elle pouvait avant d'être arrêtée. Grâce à cette traduction son passé redevient héritage, un dernier cadeau inestimable.
*(22,5 euros, 272 p., octobre 2014)*
*EAN : 9782343030203 EAN PDF : 9782336358376*

**CHEZ LA TARDIVE, UNE AMITIÉ INACHEVÉE**
**Régions : Auvergne, Champagne, Languedoc-Roussillon**
*Gérard Quesor*
J'ai écrit ce livre pour oublier le regard que Pierre, mon copain d'enfance, m'a adressé du fond de son lit d'hôpital où je lui rendais une visite longtemps différée. Je savais, et il ne l'ignorait sans doute pas lui aussi, que c'était une des dernières. Tous deux fils de la guerre nous resterons amis jusqu'à sa mort dramatique.
*(Coll. Graveurs de Mémoire, série Récits de vie / France, 25 euros, 304 p., octobre 2014)*
*EAN : 9782343040875 EAN PDF : 9782336358864*

**GRANDEURS ET SERVITUDES SCOLAIRES**
**Itinéraire passé et réflexions présentes d'un professeur**
*Andrée Walliser*
Comment l'évolution de l'enseignement en France, des lendemains de la guerre à nos jours, peut-elle être appréhendée à travers un parcours à la fois banal et singulier d'élève, d'étudiante et de professeur ? Une scolarité commencée dans une ville de province et poursuivie à l'Université de Strasbourg fait revivre une époque trop souvent idéalisée, puis, de nombreuses expériences pédagogiques en tant que professeur permettent d'élaborer une fresque contrastée du système éducatif.
*(Coll. Graveurs de Mémoire, 20 euros, 208 p., octobre 2014)*
*EAN : 9782343043258 EAN PDF : 9782336358895*

**LES MASQUES SONT SILENCIEUX**
**Chronique familiale au fil du XXe siècle – Récit romancé**
*Martine Merlin-Dhaine*
Ce récit romancé est l'histoire d'une famille du Nord de la France, sur trois générations, au travers des parcours de vie noués aux grands mouvements de l'Histoire qui ont marqué cette région. C'est Anne, enfant de cette lignée, qui questionne les absents pour tenter de suivre au plus près ces fragiles humains de bonne volonté ballottés dans les tourmentes du XXe siècle.
*(Coll. Rue des écoles, 20,5 euros, 238 p., octobre 2014)*
*EAN : 9782343043586 EAN PDF : 9782336358994*

**DU MAQUIS CREUSOIS À LA BATAILLE D'ALGER**
**Albert Fossey dit François - De la Résistance à l'obéissance**
*Christian Penot*
*Préface de Laurent Douzou*
*Postface de Guy Pervillé*
Nous découvrons ici le parcours atypique d'Albert Fossey. Destiné à la prêtrise, sa personnalité et la Seconde Guerre mondiale ont bouleversé son parcours. Engagé dès 1941 dans la résistance creusoise, il en devient chef militaire en 1944 et sera fait Compagnon de la Libération. Son entrée dans l'armée professionnelle remet en cause ses choix d'avant-guerre. Devenu officier parachutiste, il connaîtra tous les champs de bataille de l'Indochine à l'Algérie jusqu'à sa mort en 1958.
*(Coll. Graveurs de Mémoire, 33 euros, 328 p., septembre 2014)*
*EAN : 9782343041742 EAN PDF : 9782336356716*

**ENTRE DEUX LONGS SILENCES**
**Récit**
*Galatée Dominique Hirigoyen*
Au fil des pages de ses souvenirs d'adolescente solitaire, rêveuse et révoltée, l'auteure évoque la relation avec sa mère, rendue plus difficile par sa perte d'autonomie et son entrée tardive en maison de retraite, et celle avec son père, timide et réservé, dont la réminiscence est à la fois douloureuse et lumineuse. Elle met ainsi en avant la préoccupation partagée par de nombreux adultes qui doivent gérer la fin de vie parfois complexe de leurs parents.
*(Coll. Rue des écoles, 24 euros, 292 p., septembre 2014)*
*EAN : 9782343042411 EAN PDF : 9782336356310*

**GILBERT PÉROL**
**Un diplomate non conformiste**
*Huguette Pérol*
Si les écrits de Gilbert Pérol, ici réunis et présentés par son épouse, méritent de retenir l'attention, c'est d'abord parce que cet ambassadeur de France accomplit ses missions en un temps où se produisaient dans le monde de grands évènements, mais aussi parce que ce «diplomate non conformiste» était un homme libre, aussi exigeant envers lui-même qu'attentif et accueillant aux autres. Il contribua au développement des relations entre la Chrétienté et l'Islam. Son message reste d'une grande actualité.
*(Coll. Graveurs de Mémoire, 30 euros, 312 p., septembre 2014)*
*EAN : 9782343038094 EAN PDF : 9782336353265*

**HISTOIRE DE MA VIE**
*Jacques Lonchampts*
L'auteur se lance dans une aventure qu'il n'avait pas prévu : raconter sa vie. Qu'est-ce que j'ai réalisé dans mon existence ; comment en suis-je venu à gravir un à un ces degrés d'une renommée relative, cela passant par mon enfance, l'épreuve de l'adolescence, la chance de la Libération, l'aide des Dominicains, la protection d'Hubert Beuve-Méry, et une existence de travail monumental, doublée d'un sentiment de liberté complète. Cette vie ne peut-elle pas se résumer que par la joie et la reconnaissance ?
*(17,5 euros, 138 p., septembre 2014)*
*EAN : 9782343040226 EAN PDF : 9782336355030*

**ITINÉRAIRE D'UN HARKI, MON PÈRE**
**De l'Algérois à l'Aquitaine - Histoire d'une famille**
*Michel Messahel*
Durant cinq ans, l'auteur a collecté les témoignages de ceux qui ont connu, parfois en payant de leur personne, cette part d'ombre du XX^e^ siècle : l'histoire des Harkis. Il s'est attaché à restituer la tragédie des siens, de la vie paisible de Borély-la-Sapie, petit village d'Algérie marqué par les traditions orales, jusqu'à l'arrivée en métropole, en passant par les événements tragiques de la guerre d'indépendance.
*(Coll. Graveurs de Mémoire, 36 euros, 350 p., septembre 2014)*
*EAN : 9782343037387 EAN PDF : 9782336355979*

**J'AI TANT AIMÉ LA PUBLICITÉ**
**Souvenirs et confidences d'un publicitaire passionné**
*Bernard Moors*
Derrière chaque campagne de publicité, il y a une histoire et des rebondissements que le public n'imagine pas. Dans cette autobiographie, Bernard Moors nous fait découvrir à travers de nombreuses anecdotes jusqu'ici restées confidentielles les dessous d'un métier qu'il a exercé avec passion.
*(Coll. Graveurs de Mémoire, 12 euros, 98 p., septembre 2014)*
*EAN : 9782343039633 EAN PDF : 9782336354460*

**PETITES CHOSES SUR L'ÉCOLE**
**Mémoires et réflexions d'un enseignant**
*François Augé*
Plus qu'un livre « sur » l'école, cet essai est un plaidoyer « pour » l'école. À la fois mémoires et réflexions sur l'avenir de l'École fondée par Jules Ferry, le texte explore trois piliers majeurs : d'abord les acteurs : enseignants, élèves, parents ; ensuite le système très français de l'Éducation nationale ; enfin le principe de laïcité, à la fois méconnu et bafoué, pourtant garant du triptyque « Liberté Égalité Fraternité ».
*(Coll. Graveurs de Mémoire, 22 euros, 224 p., septembre 2014)*
*EAN : 9782343042022 EAN PDF : 9782336354958*

**POURQUOI ON JETTE LES ORANGES À LA MER COMME ÇA ?**
*Jean-Guillaume Coste*
Dire «je» à la place de l'autre. Mon père est aveugle à la fin de sa vie. Pour l'occuper, mais aussi pour apprendre quelque chose de lui, je lui offre un magnétophone, des cassettes et lui demande de se raconter. En échange, je lui promets d'écrire

un livre. Il se prête au jeu et, quinze ans plus tard, je tiens ma promesse. Et je dis «je» à la place du père.
*(Coll. Rue des écoles, 14,5 euros, 146 p., septembre 2014)*
*EAN : 9782343037035 EAN PDF : 9782336354125*

**LETTRES À RENÉ-JEAN**
**Bibliothécaire, critique d'art, et conservateur français**
*Jean Bergeron*
*Lettres choisies et présentées par Sylvie Maignan et Jean Bergeron*
Après un début de carrière comme peintre et théoricien de l'art à Moscou, le peintre ukrainien Alexis Gritchenko arrive à Paris au début des années 20. Il s'intègre rapidement parmi les artistes de l'École de Paris et expose au Salon d'Automne. Là, il rencontre René-Jean, critique à *Comoedia* et par la suite au *Temps* puis au *Monde*. C'est le commencement d'une solide amitié. Dans un style vivant et coloré, ces lettres sont le reflet de la vie du peintre avec ses succès et ses aléas.
*(Coll. Graveurs de Mémoire, 15 euros, 132 p., juillet 2014)*
*EAN : 9782343037295 EAN PDF : 9782336351575*

**CHRONIQUE DES ANNÉES 1940-1970**
**Une époque bien tranquille**
*Claude Rosales*
Le bon sens populaire dit que nul n'est prophète en son pays. Jeune garçon, Claude Rosales était persuadé d'appartenir au pays où l'on vivait le plus heureux. La fin des années trente ne lui laissait augurer d'aucun événement important. Mais qu'en serait-il de la prochaine décennie ? En acceptant de le suivre, nous allons vivre (ou revivre) cette proche et relativement courte mais si importante période de notre histoire, qui a vu tant de si profonds bouleversements.
*(Coll. Graveurs de Mémoire, 25 euros, 286 p., mars 2013)*
*EAN : 9782296966284 EAN PDF : 9782296530669 EAN ePUB : 9782336660332*

**J'IRAI DANSER RUE ROSSI**
**Parcours d'une danseuse du Brésil au Kirov sous l'ère soviétique**
*Suzanne Oussov*
*Paroles recueillies par Monique Panisset*
À dix-sept ans, Suzanne Oussov quitte sa famille pour suivre des études de danse classique en Union soviétique. Rue Rossi, à l'école du Kirov, elle apprend pendant six ans la technique, la rigueur et la force de la méthode Vaganova. Mariée à un Soviétique, elle va connaître le quotidien de l'URSS des années soixante : appartement communautaire, pénurie de denrées alimentaires... Plus tard, elle s'oriente vers l'enseignement. Elle nous fait partager dans ce livre son parcours riche et mouvementé.
*(Coll. Graveurs de Mémoire, 23 euros, 224 p., mars 2013)*
*EAN : 9782336293462 EAN PDF : 9782296531789 EAN ePUB : 9782336661469*

**L'HARMATTAN ITALIA**
Via Degli Artisti 15; 10124 Torino
harmattan.italia@gmail.com

**L'HARMATTAN HONGRIE**
Könyvesbolt ; Kossuth L. u. 14-16
1053 Budapest

**L'HARMATTAN KINSHASA**
185, avenue Nyangwe
Commune de Lingwala
Kinshasa, R.D. Congo
(00243) 998697603 ou (00243) 999229662

**L'HARMATTAN CONGO**
67, av. E. P. Lumumba
Bât. – Congo Pharmacie (Bib. Nat.)
BP2874 Brazzaville
harmattan.congo@yahoo.fr

**L'HARMATTAN GUINÉE**
Almamya Rue KA 028, en face
du restaurant Le Cèdre
OKB agency BP 3470 Conakry
(00224) 657 20 85 08 / 664 28 91 96
harmattanguinee@yahoo.fr

**L'HARMATTAN MALI**
Rue 73, Porte 536, Niamakoro,
Cité Unicef, Bamako
Tél. 00 (223) 20205724 / +(223) 76378082
poudiougopaul@yahoo.fr
pp.harmattan@gmail.com

**L'HARMATTAN CAMEROUN**
TSINGA/FECAFOOT
BP 11486 Yaoundé
699198028/675441949
harmattancam@yahoo.com

**L'HARMATTAN CÔTE D'IVOIRE**
Résidence Karl / cité des arts
Abidjan-Cocody 03 BP 1588 Abidjan 03
(00225) 05 77 87 31
etien_nda@yahoo.fr

**L'HARMATTAN BURKINA**
Penou Achille Some
Ouagadougou
(+226) 70 26 88 27

**L'HARMATTAN SÉNÉGAL**
10 VDN en face Mermoz, après le pont de Fann
BP 45034 Dakar Fann
33 825 98 58 / 33 860 9858
senharmattan@gmail.com / senlibraire@gmail.com
www.harmattansenegal.com